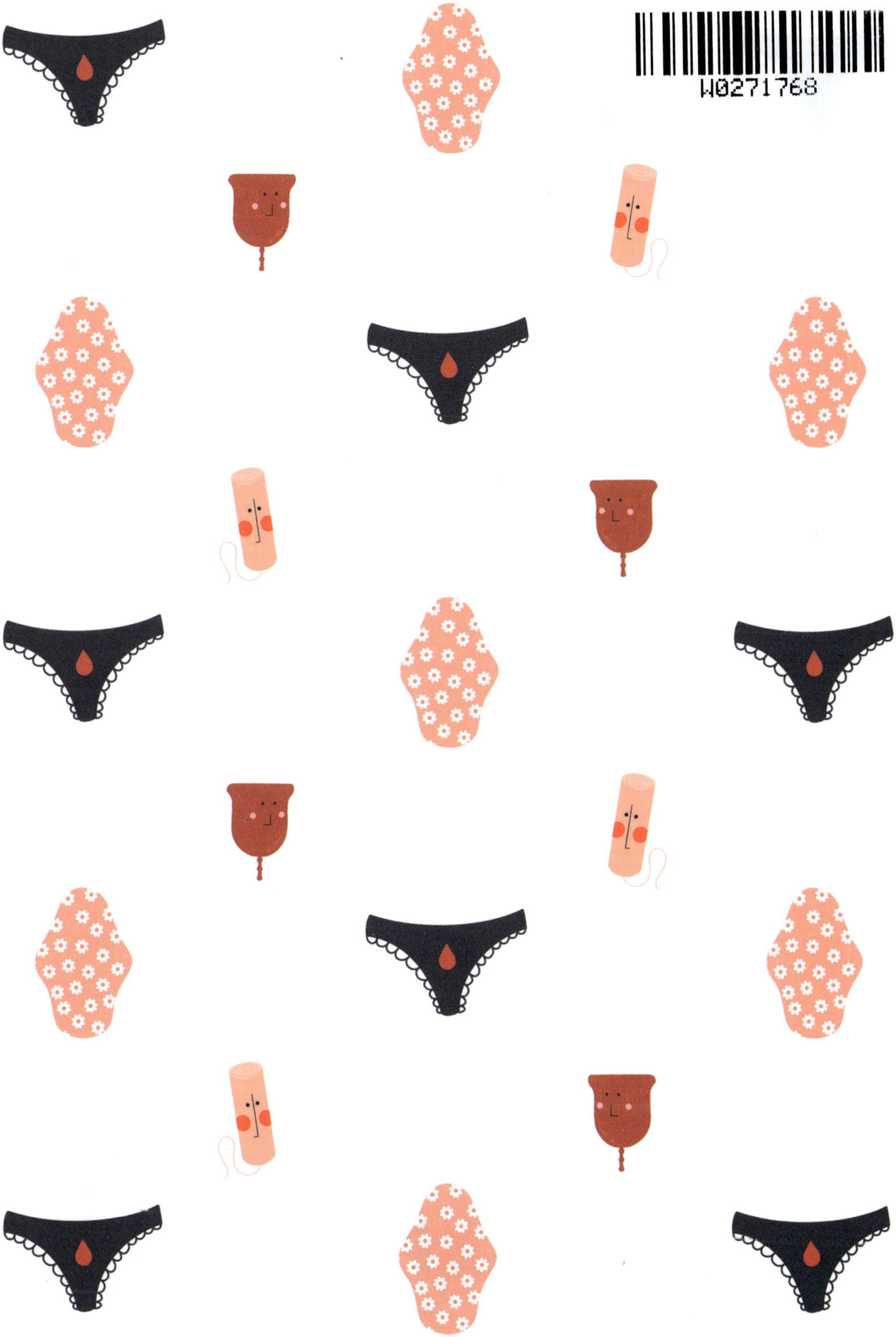

Éditions Kiwi
5, rue de Charonne · 75011 Paris

Direction **Édouard Frison-Roche**
Direction éditoriale **Katia Kaloun**
Édition **Marine Bourasseau et Lucie Bernamont**
Illustrations **Lisa Masse**
Direction artistique et mise en pages **Sophie Larivière**

ISBN : 978-2-37883-155-4

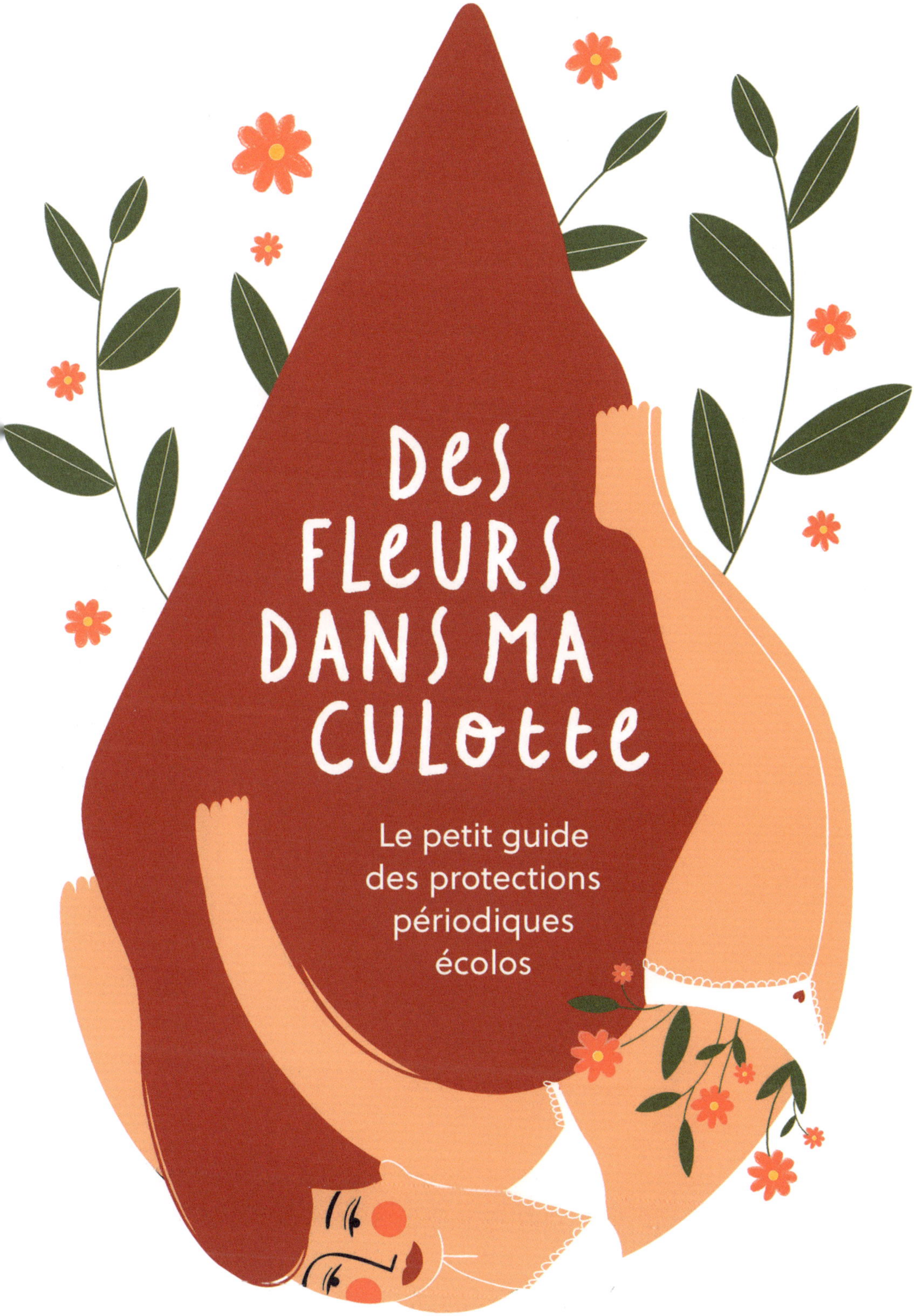

Des fleurs dans ma culotte

Le petit guide
des protections
périodiques
écolos

BAH, QU'EST-CE QU'ELLE A ?
ELLE EST ÉNERVÉE ?
ELLE A SES RÈGLES ? HAHAHAHAHA

LES ANGLAIS ONT DÉBARQUÉ.

CE SONT LES CHUTES DU NIAGARA !

J'AI MES CHOSES.

C'EST L'ARMÉE ROUGE !

LORSQUE TU ANNONCES
QUE TU VIENS D'AVOIR TES RÈGLES
ET QU'ON TE RÉPOND : « ÇA Y EST,
TU ES UNE FEMME. »

JE SUIS INDISPOSÉE.

C'est ta semaine ketchup ?

Je ne peux pas, j'ai mes ragnagnas.

Quand on chuchote à notre pote « est-ce que tu aurais un tampon à me dépanner ? » comme si c'était honteux.

J'ai mes ourses !

Le cadeau mensuel de Mère Nature. Yes.

Ta mayonnaise ne prend pas, t'as tes règles ?

J'ai mes trucs...

ALLEZ, VIENS,
ON PARLE SÉRIEUSEMENT DES MENSTRUES*.

DANS CE LIVRE, NOUS AVONS FAIT LE CHOIX
DE NE PAS UTILISER L'ÉCRITURE INCLUSIVE
POUR DES RAISONS D'ACCESSIBILITÉ,
MAIS NOUS NOUS ADRESSONS BIEN À TOUS CEUX
ET TOUTES CELLES QUI SONT OU SERONT MENSTRUÉS,
QUEL QUE SOIT LEUR GENRE.

♥

*MENSTRUES : c'est le mot que nous utiliserons tout au long de ce livre
pour parler des règles, des menstruations.

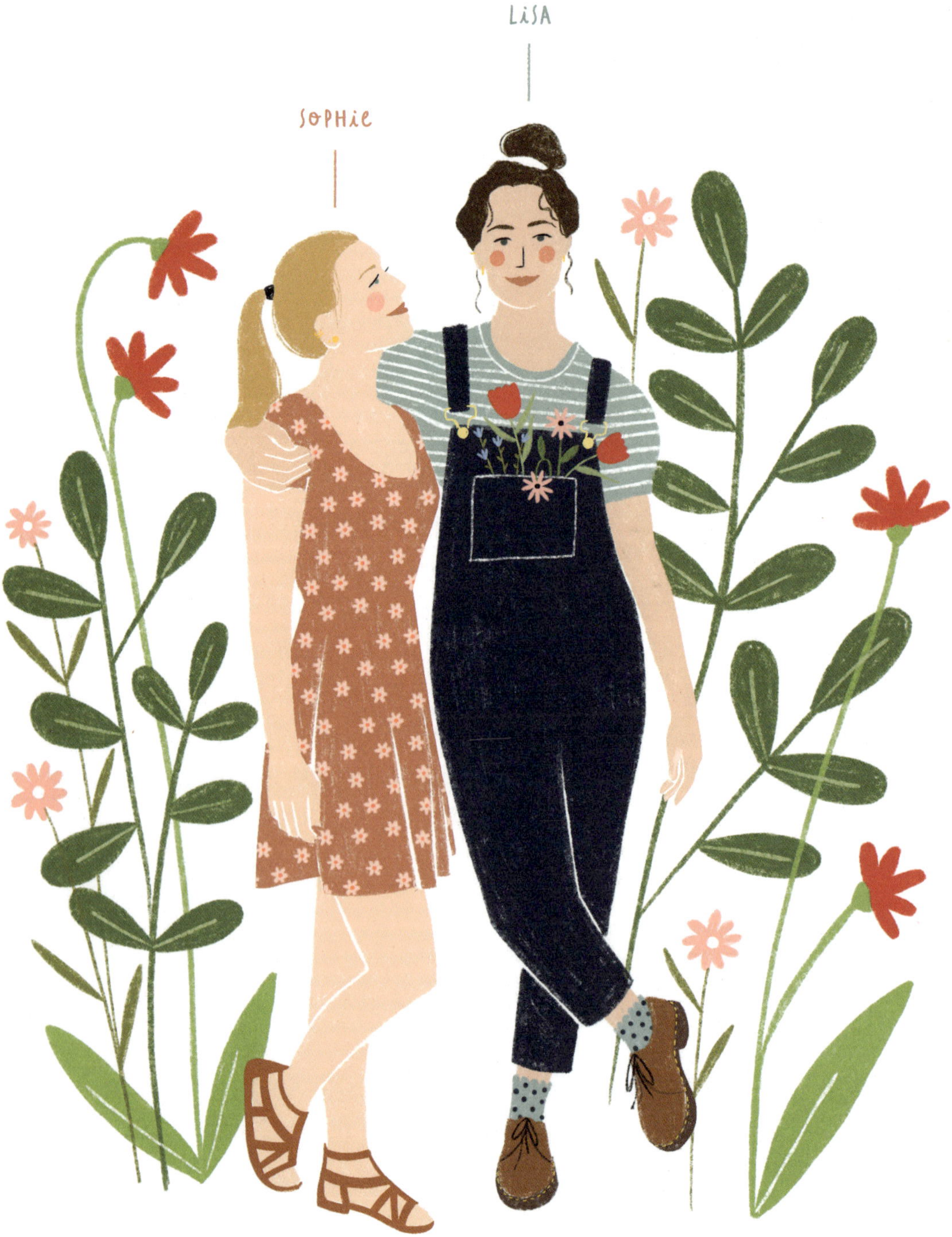
LiSA
SOPHie

Coucou ! Moi, c'est Lisa !

Je suis née au Havre, ville dans laquelle j'ai grandi et développé ma passion pour les arts créatifs. J'ai poursuivi mes études à Paris et je suis devenue architecte d'intérieur en 2018. Au printemps 2020, en parallèle, je me suis lancée en freelance et depuis, je m'épanouis en réalisant des illustrations fleuries, joyeuses et naïves. J'aime me déplacer à vélo, boire du thé et le mimosa.

Bonjour ! Moi, c'est Sophie !

Je suis originaire de la Creuse et j'ai suivi des études artistiques à Paris. Aujourd'hui, je suis directrice artistique et ce que j'adore est le fait de développer plusieurs projets en même temps, entre édition, *motion design* et créations typographiques. Mon travail est teinté d'une volonté de repenser les outils pédagogiques et, du même coup, la transmission. J'aime faire du trapèze volant, saluer le soleil tous les matins et jouer au Qwirkle.

L'origine du projet

Ce livre est né d'une envie de créer un projet ensemble, depuis belle lurette… Nous nous sommes rencontrées en 2014, lors de notre Erasmus à Édimbourg. Pendant le confinement de mars 2020, Lisa s'est mise à dessiner tous les jours ! J'ai directement adoré ses couleurs, sa poésie, sa délicatesse et ses choix de composition. Puis, en septembre 2020, nous nous sommes dit que nous aimerions écrire un livre sur un sujet qui nous parle et nous concerne… les menstrues ! Nous utilisons toutes les deux la cup, qui a changé nos vies, et il fallait vraiment que nous en parlions. Ce fut le point de départ d'une belle aventure !

« PARLER DES RÈGLES,
C'EST UNE FAÇON DE CONTRIBUER
À L'ÉGALITÉ ENTRE LES FEMMES
ET LES HOMMES. »

ÉLISE THIÉBAUT ET MIRION MALLE
Les règles... quelle aventure !

PROTECTIONS PÉRIODIQUES INTERNES

Protections périodiques externes

MENSTRUES & PROTECTIONS PÉRIODIQUES

Les menstrues, C'est QUoi ?

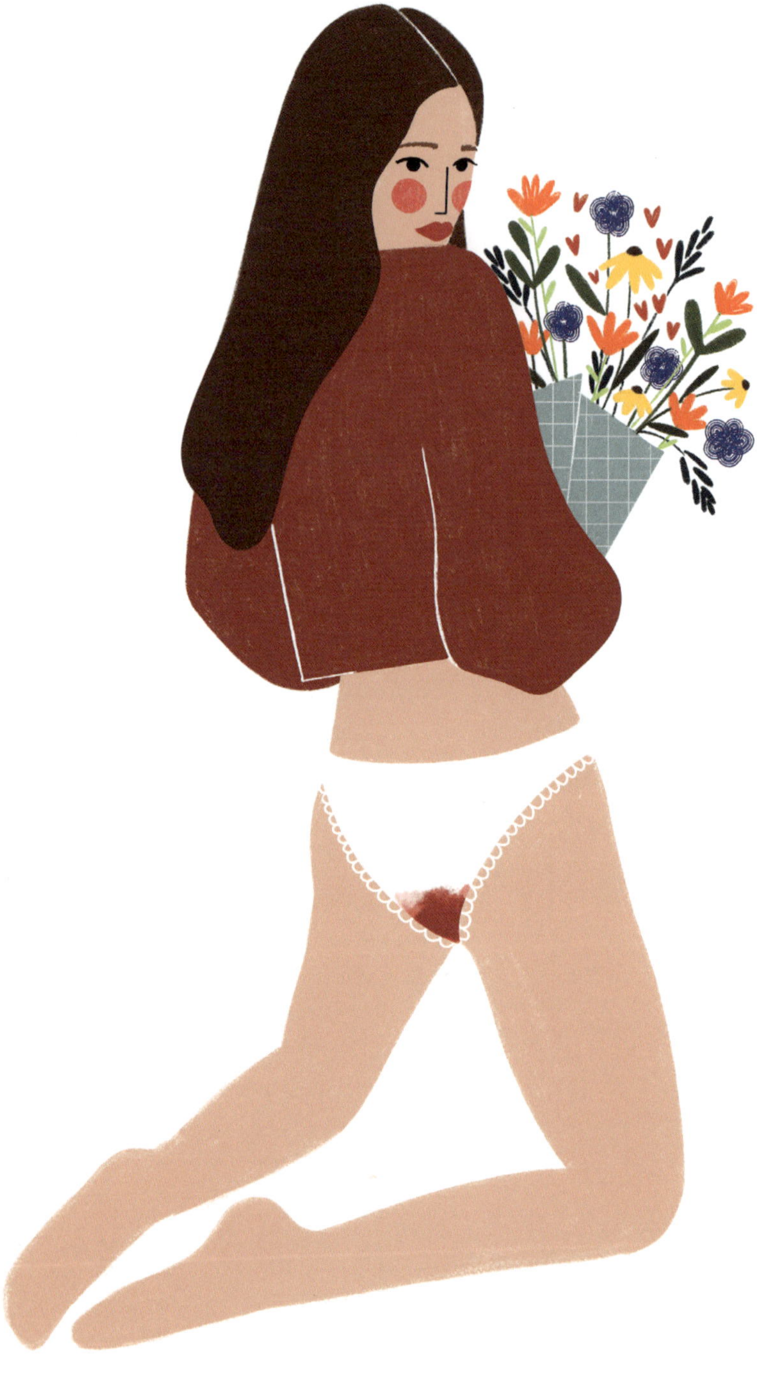

On appelle « menstruations », « règles » ou « menstrues » les pertes de sang que les personnes menstruées vivent chaque mois. Les menstrues durent entre 2 et 7 jours, de la puberté à la ménopause.

Tes premières menstrues signifient que ton système reproducteur est arrivé à maturité et que ton appareil génital est donc apte à vivre une grossesse.

Les premières menstrues surviennent généralement entre 10 et 16 ans, mais pas de panique si c'est un peu avant ou un peu après ! Aussi, elles ne s'arrêteront qu'à deux moments : durant la grossesse et à la ménopause.

Un cycle menstruel dure environ 28 jours (du premier jour des menstrues jusqu'à la veille du premier jour des menstrues suivantes).
Tu peux noter l'arrivée de tes menstrues tous les mois : cela te permettra de mieux comprendre ton cycle et d'appréhender le prochain. Il existe des calendriers en ligne ou des applications consacrées à cela, mais tu peux aussi l'écrire à la main (par exemple, avec *Mon bullet agenda* de Priscilla Lubin et Roselyne Rimoux).

Cycle menstruel

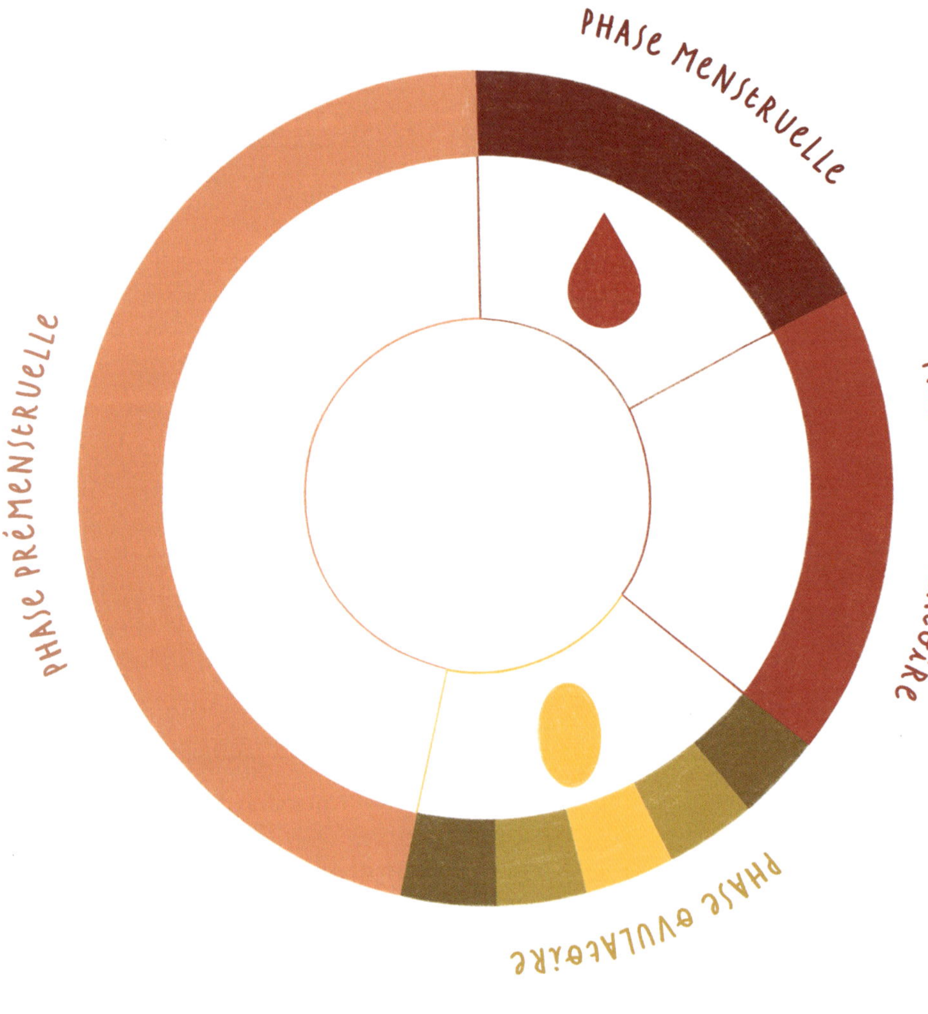

Le cycle menstruel est un ensemble de phénomènes qui préparent ton corps à une éventuelle fécondation.

1. PHASE MENSTRUELLE (DE 2 À 7 JOURS)

Pour faire court, voilà ce qu'il se passe : lors des phases précédentes, le tissu qui recouvre la paroi de l'utérus, l'endomètre, s'épaissit en vue d'une possible grossesse. Si la grossesse n'a pas lieu, une grande partie de l'endomètre se désagrège et du sang venant de petits vaisseaux de la muqueuse utérine coule : ce sont les menstrues !

2. PHASE PRÉOVULATOIRE (DE 5 À 10 JOURS)

C'est pendant cette phase que l'endomètre s'épaissit. La paroi utérine devient plus épaisse et se sature de sang et de nutriments. En même temps, de nouveaux ovocytes maturent dans les ovaires, mais un seul mûrit jusqu'au bout.

3. PHASE OVULATOIRE (SUR UNE JOURNÉE)

L'ovulation se passe entre 11 et 15 jours après le début de tes menstrues. C'est à ce moment-là que l'ovocyte mature est libéré dans l'une des deux trompes de Fallope.

4. PHASE PRÉMENSTRUELLE (DE 10 À 20 JOURS)

C'est la phase qui précède les menstrues. Lors de cette phase, l'utérus se prépare à la fécondation. Si elle n'a pas lieu, l'endomètre se désagrège et on revient à la phase menstruelle. Il est possible que tu ressentes le syndrome prémenstruel, que l'on t'explique à la page 22, pendant cette phase.

CHAQUE CYCLE MENSTRUEL EST UNIQUE.
À TOI DE LE CALCULER
ET DE DÉTERMINER TES PHASES
EN FONCTION DE TES NOTES.

1. PHASE MENSTRUELLE

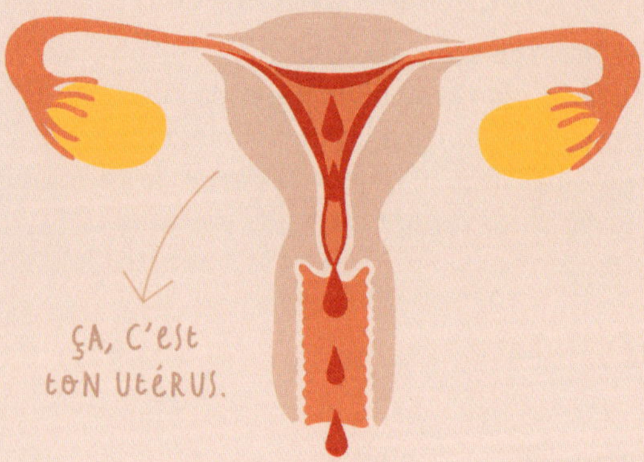

« C'est tendu, là, restons calme. »

4. PHASE PRÉMENSTRUELLE

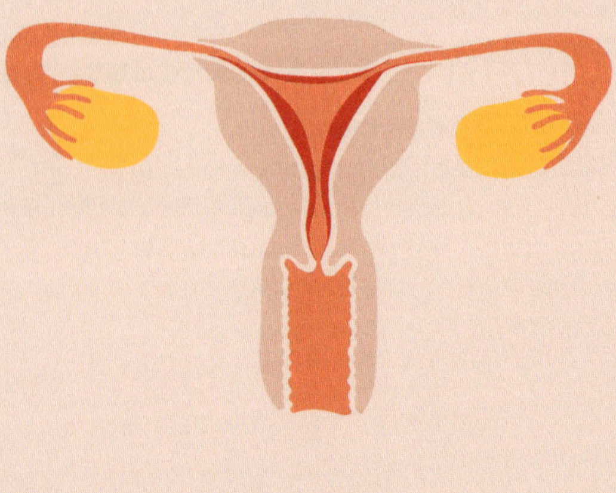

« Je risque d'être à fleur de peau. »

2. PHASE PRÉOVULATOIRE

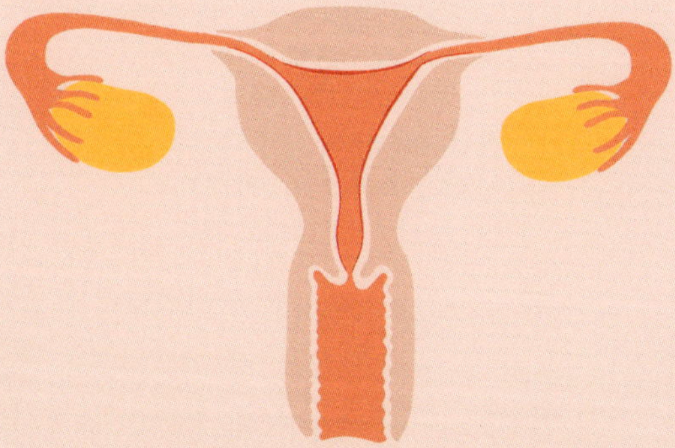

« Aaah le nuage passe.
Et si je voyais des potes ? »

3. PHASE OVULATOIRE

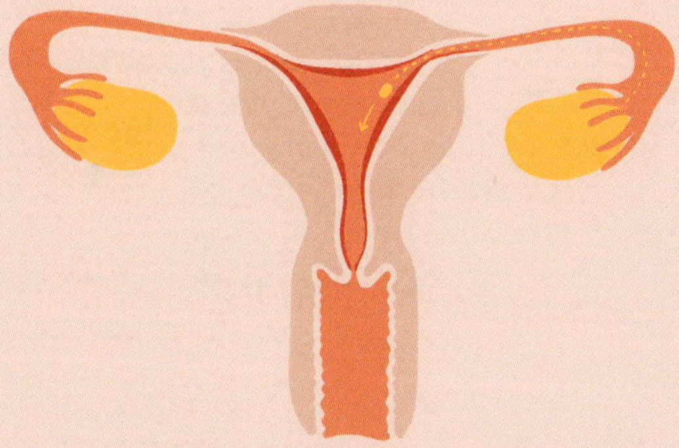

« Mes seins sont bien rebondis, non ?
Ah, elle est pas belle, la vie ? »

Syndrome PRÉMENSTRUEL (SPM)

Le syndrome prémenstruel
est un ensemble de symptômes
(tels que les maux de tête
et l'irritabilité)
que tu ressens juste avant
que tes menstrues arrivent.

D'ailleurs, si tu t'en rends compte,
tu peux savoir que tes règles
arriveront d'ici quelques jours
et donc être plus bienveillante
envers toi-même et tes ressentis
durant ces jours-là.

La plupart du temps, ces symptômes
sont légers et peuvent être soulagés
par quelques changements
dans ton alimentation,
par une bouillote chaude
ou des médicaments.

SI LES SYMPTÔMES SONT
PLUS PRONONCÉS ET QUE TU N'ARRIVES PAS
À ACCOMPLIR TES ACTIVITÉS HABITUELLES,
N'HÉSITE PAS À CONSULTER TON MÉDECIN
POUR LUI EN PARLER.

SYMPTÔMES TOUCHANT L'HUMEUR ET LE COMPORTEMENT

ENVIE DE PLEURER

ANXIÉTÉ

IRRITABILITÉ

COLÈRE

DIFFICULTÉS À SE CONCENTRER

NE PAS AVOIR ENVIE DE PARLER AUX AUTRES

SE SENTIR SEULE

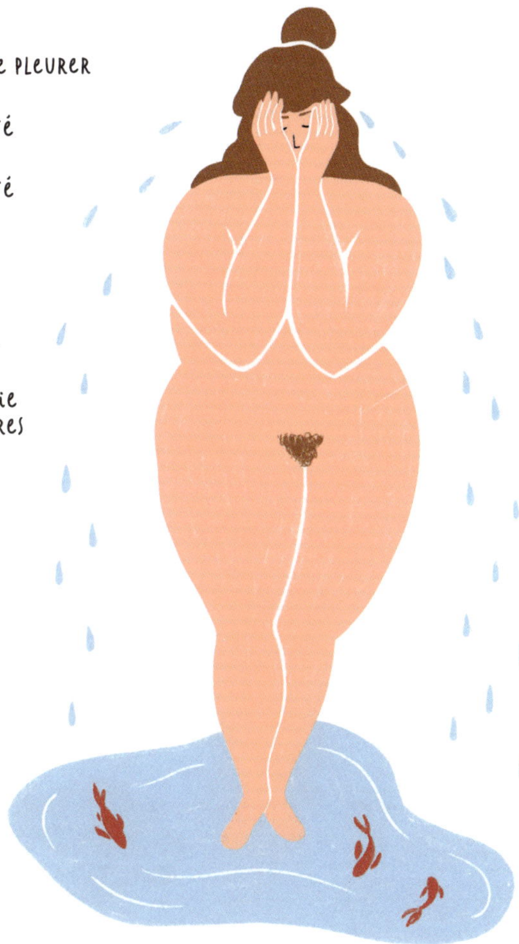

MANQUE D'ÉNERGIE, FATIGUE

POUSSÉE DE BOUTONS

DOULEURS DANS LES SEINS

GONFLEMENT DES SEINS

DOULEURS MUSCULAIRES

DIMINUTION DE LA LIBIDO

BALLONNEMENTS

MAL DE DOS

FRINGALES (SUCRÉES OU SALÉES)

DIARRHÉE OU CONSTIPATION

SYMPTÔMES PHYSIQUES

Quelques remèdes NATURELS

LA CHALEUR

décrispe l'organisme.
Une source de soulagement bienvenue durant tes menstrues, pendant lesquelles, justement, l'utérus se contracte.

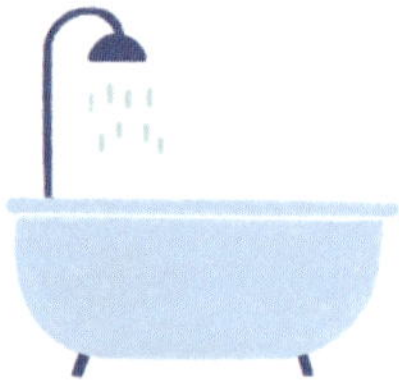

UN BON BAIN CHAUD

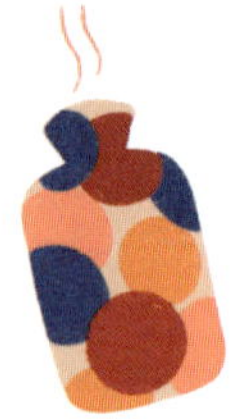

UNE BOUILLOTTE

LES ALIMENTS

LA BANANE

a une bonne teneur en potassium, ce qui permet de diminuer la contraction musculaire et de réduire les douleurs.

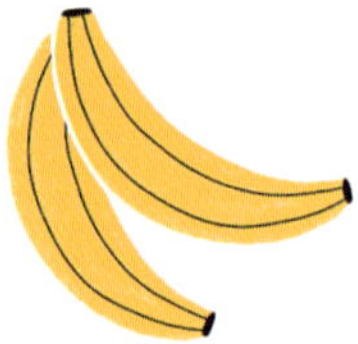

LES POISSONS RICHES EN OMÉGA-3

favorisent un bon apport en vitamines.

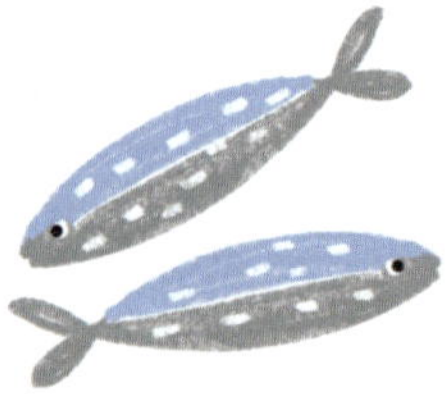

L'AVOINE

est riche en fibres, ce qui permet de garder un bon transit, lui qui est si souvent troublé lors des menstrues.

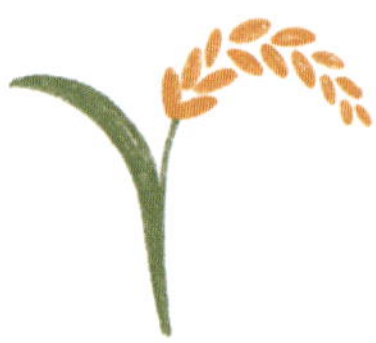

LES LÉGUMES VERTS

participent également à limiter les troubles digestifs car ils sont riches en fibres.

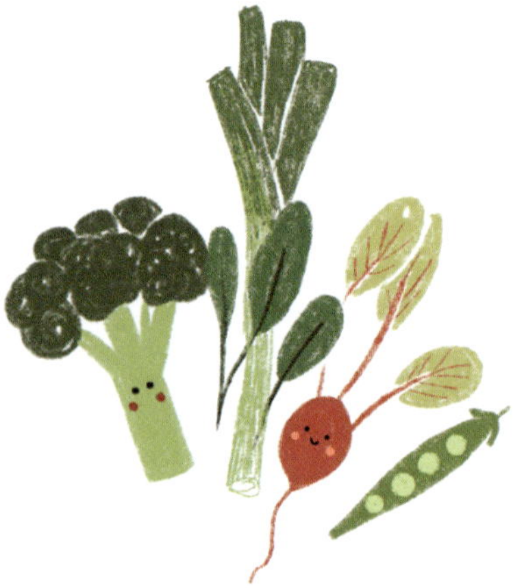

DU CHOCOLAT ET DES SUCRERIES pour le moral (pas en grande quantité, évidemment !)

LES HUILES ESSENTIELLES

présentées ici sont antispasmodiques, c'est-à-dire qu'elles soulagent les crampes intestinales et utérines. Après en avoir dilué quelques gouttes avec de l'huile végétale, tu peux en appliquer un peu sur tes doigts et te masser le bas du ventre.

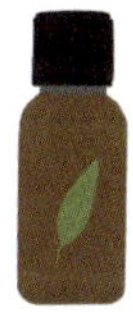

SAUGE SCLARÉE

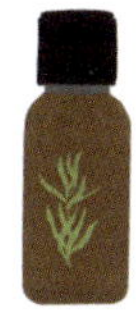

ESTRAGON

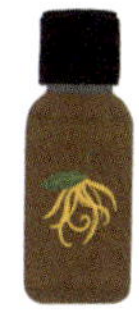

YLANG-YLANG

LES INFUSIONS

LA CAMOMILLE

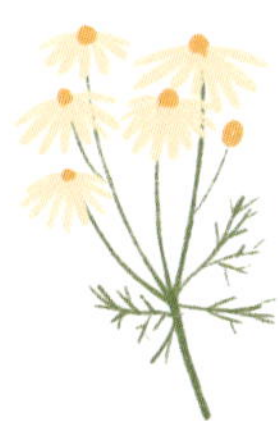

a un effet antispasmodique, comme les huiles essentielles ci-dessus.

LA CANNELLE

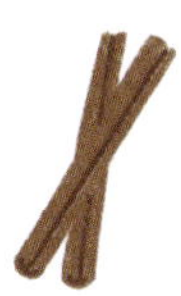

est un remède tonifiant qui t'aidera à regagner des forces pour toute la journée.

LE GINGEMBRE

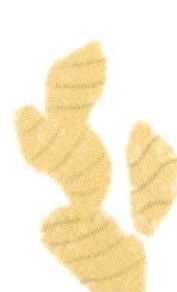

infusé redonne de l'énergie et calme les crampes utérines.

L'ALCHÉMILLE

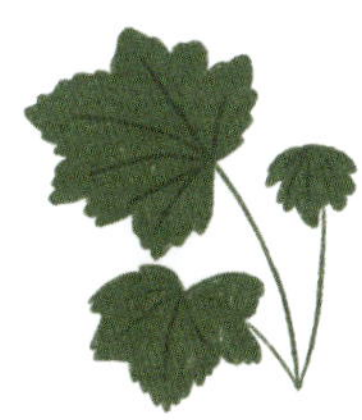

contient des principes actifs qui ont une action similaire à la progestérone, hormone impliquée dans le syndrome prémenstruel. Riche en tanins, elle réduit l'hémorragie utérine.

LE FENOUIL

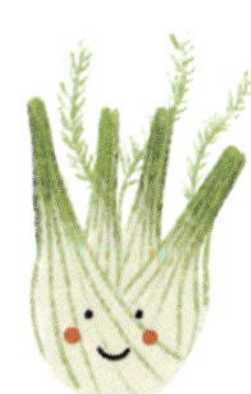

a lui aussi des effets antispasmodiques. Tu peux le trouver en graines ou en huile essentielle, mais il ne faut pas l'utiliser en grande quantité.

Couleur du SANG

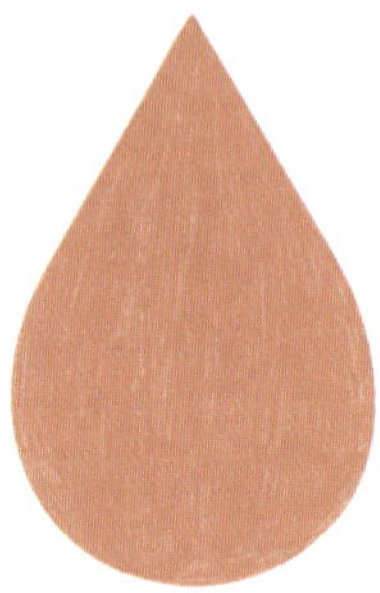

DÉBUT DES MENSTRUES
Flux (encore) léger

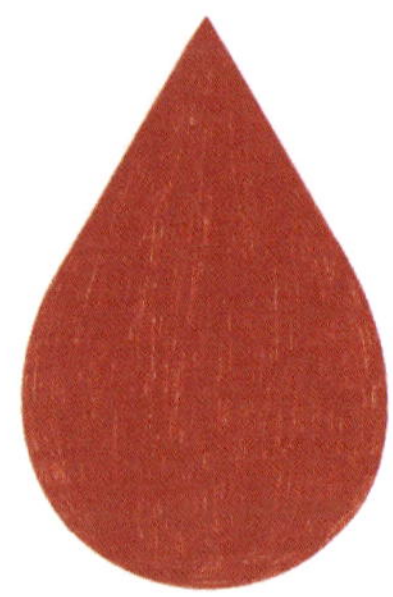

PENDANT LES MENSTRUES
Sang frais et constant

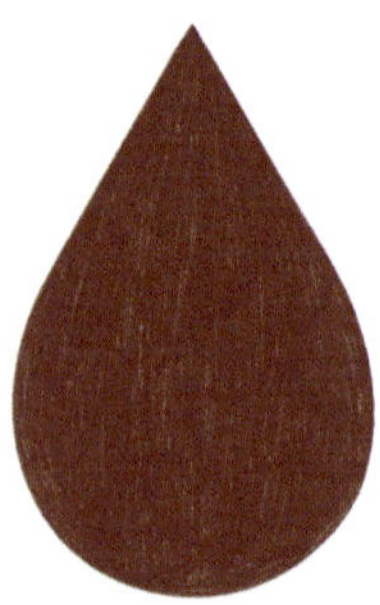

AU DÉBUT OU À LA FIN DES MENSTRUES
Flux moins abondant (et fréquent)

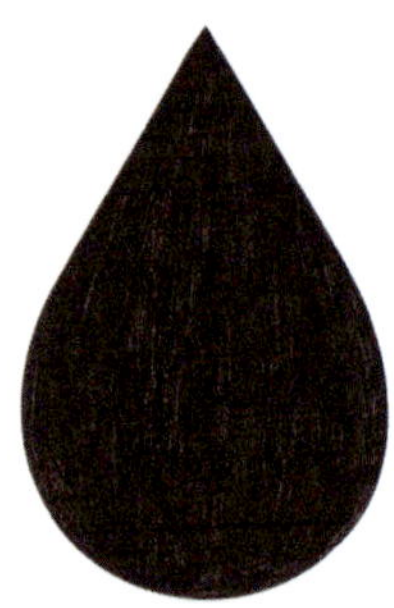

AU TOUT DÉBUT OU À LA TOUTE FIN DES MENSTRUES
Flux oxydé (vieux sang) et plus épais

Cher sang, tu coules de mon utérus depuis un moment : 15 ans que je te connais. Ou plutôt, 15 ans que je te connais si peu. Je t'ai d'abord caché, je t'ai même complètement ignoré durant dix ans, avec la pilule. Tu m'étais si inutile que je prenais les plaquettes à la suite, pour t'éviter au maximum. J'en suis venue à t'éclipser totalement de ma vie pendant plus d'un an ! Pratique, tu me diras, quand tu vois peu ton copain, et que ta semaine de règles tombe pile lorsque tu le croises enfin ! Eh non, on ne faisait pas que jouer aux cartes... Avant, ma réflexion était : « Je veux faire l'amour, donc je ne dois absolument PAS avoir mes règles. » Alors qu'en plus, elles étaient « fausses » (provoquées par l'arrêt de la pilule. Pas de comprimés, pas d'hormones, et donc bonjour aux hémorragies de privation. Oui, oui, mon gars, j'ai appris ça dans *Chattologie* !). Je n'avais même pas de symptôme de SPM. Aujourd'hui, j'ai appris à vivre avec mes règles et cela me permet de me connaître davantage. Mon humeur change, c'est O.K., de petits boutons apparaissent, c'est O.K. – je mets un peu d'huile essentielle de tea tree dessus. Faire l'amour en ayant mes règles ne me pose plus de problèmes et j'arrête de me dire que cela dérange forcément mon partenaire. Il nous reste encore plein d'aventures à vivre ensemble. Je sais qu'un jour, je vais te voir partir quelques mois, puis te voir revenir à flots, pour qu'enfin tu me quittes pour de bon. Mais, pour l'instant, retrouvons-nous dans quelques jours. ♡

Miracle MENSUEL

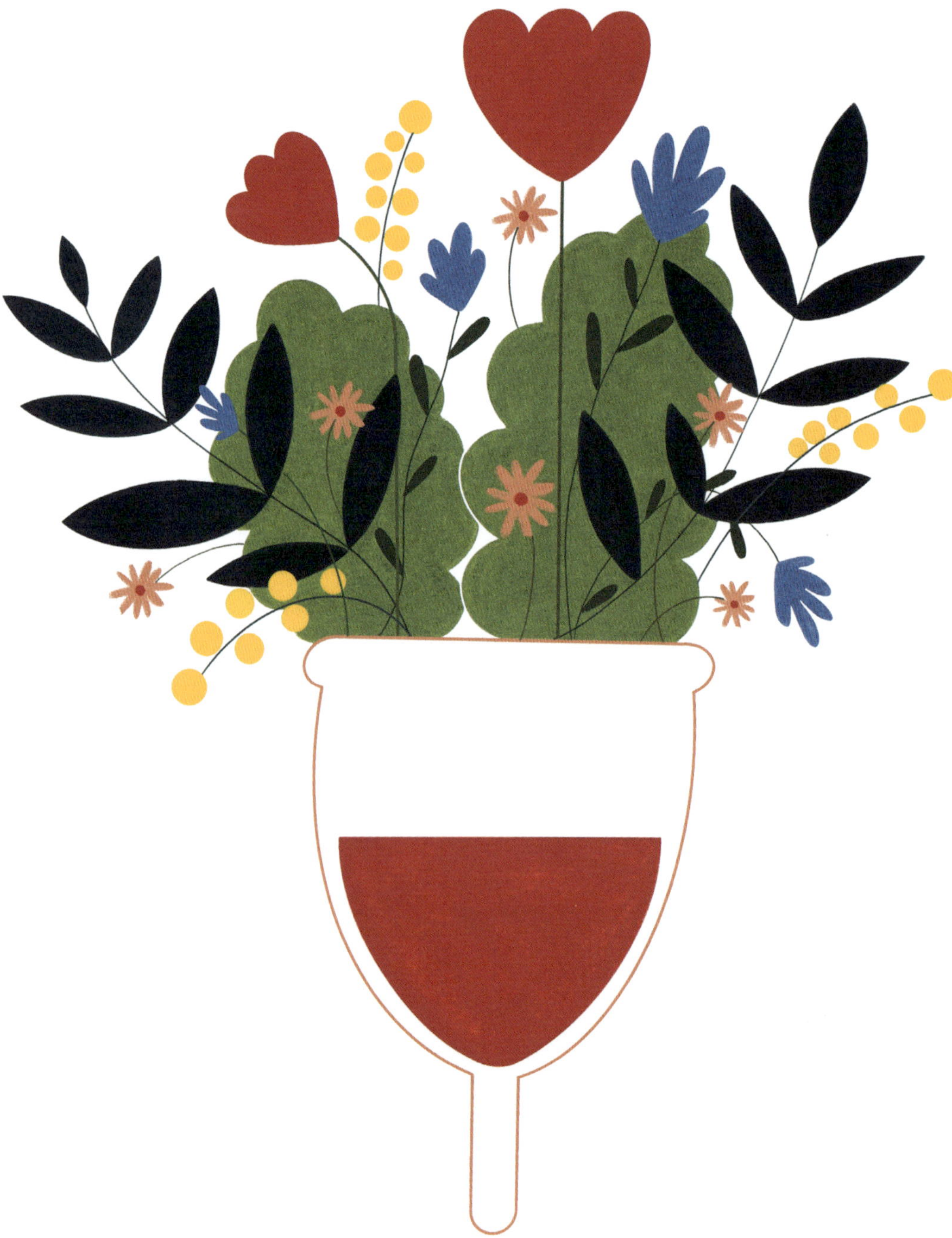

Le fluide menstruel est composé de sang, de mucus cervical (c'est-à-dire du cervix, de l'utérus), de sécrétions vaginales, d'eau et de tissus organiques issus de l'endomètre. Ce qui différencie le sang menstruel du sang est le fait qu'il ne coagule pas !

Le sang menstruel contient des cellules souches très prometteuses, capables de soigner des maux aussi divers que les maladies cardiovasculaires, le diabète, l'arthrose ou le cancer. Certains espèrent même que l'on atteigne, un jour, l'immortalité grâce à elles. On peut toujours rêver !

Concrètement, les cellules trouvées dans le sang menstruel se multiplient très rapidement en un grand nombre de cellules différentes. Rien d'étonnant quand on sait qu'elles proviennent de l'endomètre et que celui-ci possède une capacité de régénération mensuelle.

LE SANG MENSTRUEL CONTIENT DU POTASSIUM AUX VERTUS FERTILISANTES. C'EST UN TRÈS BON ENGRAIS POUR NOURRIR NOS PLANTES !

JE REMERCIE ÉLISE THIÉBAUT QUI NOUS A APPRIS TOUT CELA DANS SON LIVRE SI PRÉCIEUX : *Ceci est mon sang*.

MARIE : MES PREMIÈRES MENSTRUES À 15 ANS

Je suis en soirée, chez une amie chez laquelle je passe la nuit. C'est l'été entre ma troisième et ma seconde. J'ai clairement envie de sortir avec un garçon. On boit un peu, on danse, on fait des jeux, puis on s'affale tous ensemble sur les matelas, à se raconter des trucs, regarder un film, et je me rapproche enfin de lui. On reste assez chastes : on est juste heureux de nous embrasser et de dormir près l'un de l'autre.

> *« Le matin, je vois que le fond de ma culotte est rouge-marron. »*

Cependant, le matin, je me réveille et, en allant aux toilettes, je vois que le fond de ma culotte est rouge-marron. Je me questionne… Mince ce sont mes règles ! Je vais demander à ma copine (qui les avait déjà) ce que je dois faire et, si elle peut me prêter quelque chose. Voilà que je me retrouve seule aux toilettes, avec un petit tampon sans applicateur à mettre…

Je l'enfonce tant bien que mal, je le trouve très dur à mettre car sec et irritant. Je passe ensuite la journée avec mes amis et le fameux garçon, sans lui en parler, alors qu'il se passait clairement quelque chose d'important, là, en bas ! On part à vélo dans la campagne, mais je ressens une gêne toute la journée, entre les jambes. J'ai passé la journée avec un tampon mal mis et j'en ai eu plein ma culotte le soir…

> *« J'ai passé la journée avec un tampon mal mis et j'en ai eu plein ma culotte le soir… »*

Manifesto

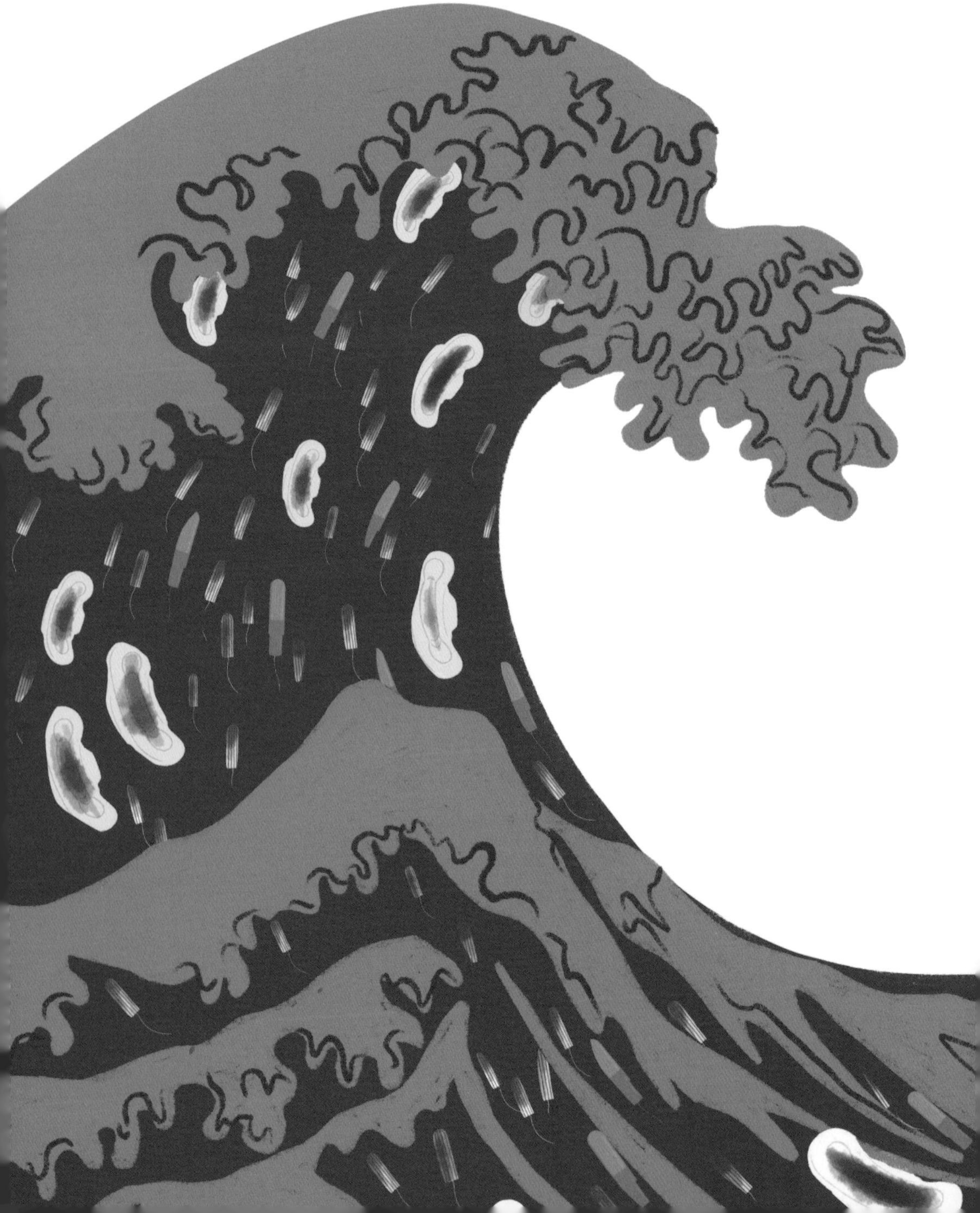

Aujourd'hui, les produits menstruels jetables
représentent de nombreux déchets
qui mettent près de cinq cents ans
à se dégrader dans la nature.
C'est fou, pour un phénomène naturel
qui concerne la moitié des personnes sur Terre
et qui se produit tous les mois,
pendant presque quarante ans de leur vie, non ?

Bonne nouvelle !
Il est tout à fait possible de garder tes valeurs
écologiques tout en dépensant moins d'argent
pendant cette période sanglante !
Si, si !

Ici, nous te présentons les protections périodiques
qui ont un impact écologique moindre
et qui sont sans composants néfastes
pour ta flore vaginale.

Alors, prête à faire partie de la révolution des utérus ?
Pour l'amour de la nature et de toi-même !

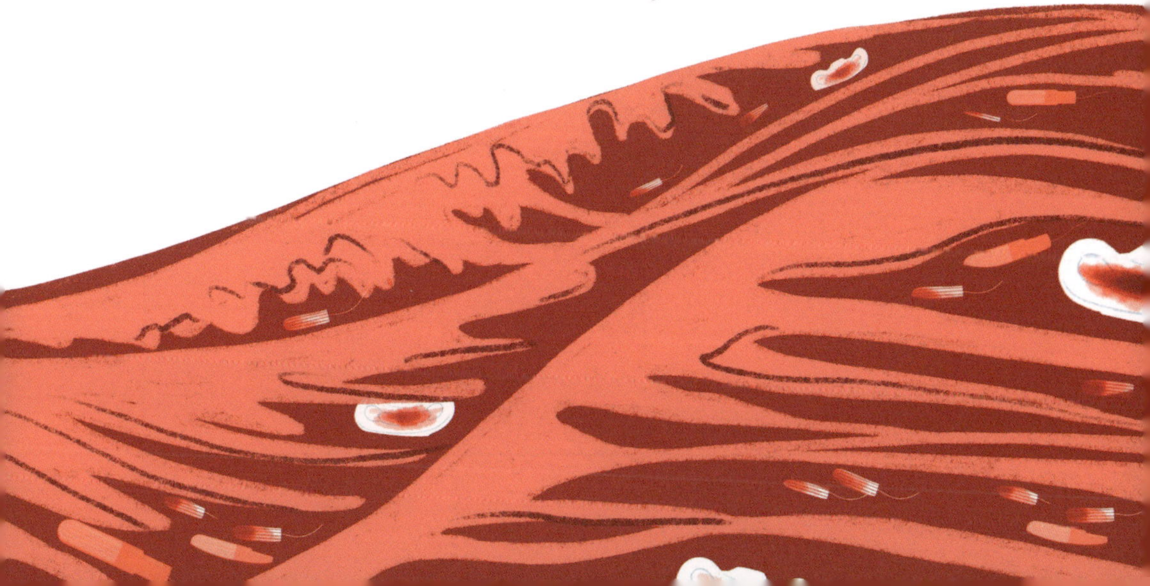

Point écologie & économie

3254,40€

8760 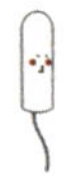

4440 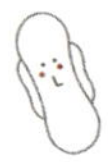

C'est ce que représente la
Vie menstruée d'une personne
en tampons
et serviettes jetés.

Oui, oui, on a même compté les possibles grossesses !
Tous les calculs sont très bien expliqués
dans le documentaire *28 jours*.

Si tu veux calculer tes dépenses en tampons et serviettes hygiéniques, le journal *Le Monde* a créé un calculateur dans son article « Combien les règles coûtent-elles dans la vie d'une femme ? ».

Imagine, rien qu'en Grande-Bretagne, il faudrait creuser un trou de 230 m de large et de profondeur pour enfouir 1 année de menstrues* : un peu flippant, non ?

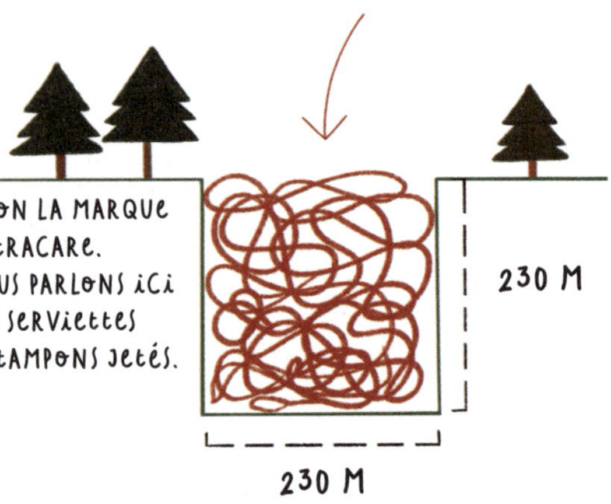

* Selon la marque Natracare. Nous parlons ici des serviettes et tampons jetés.

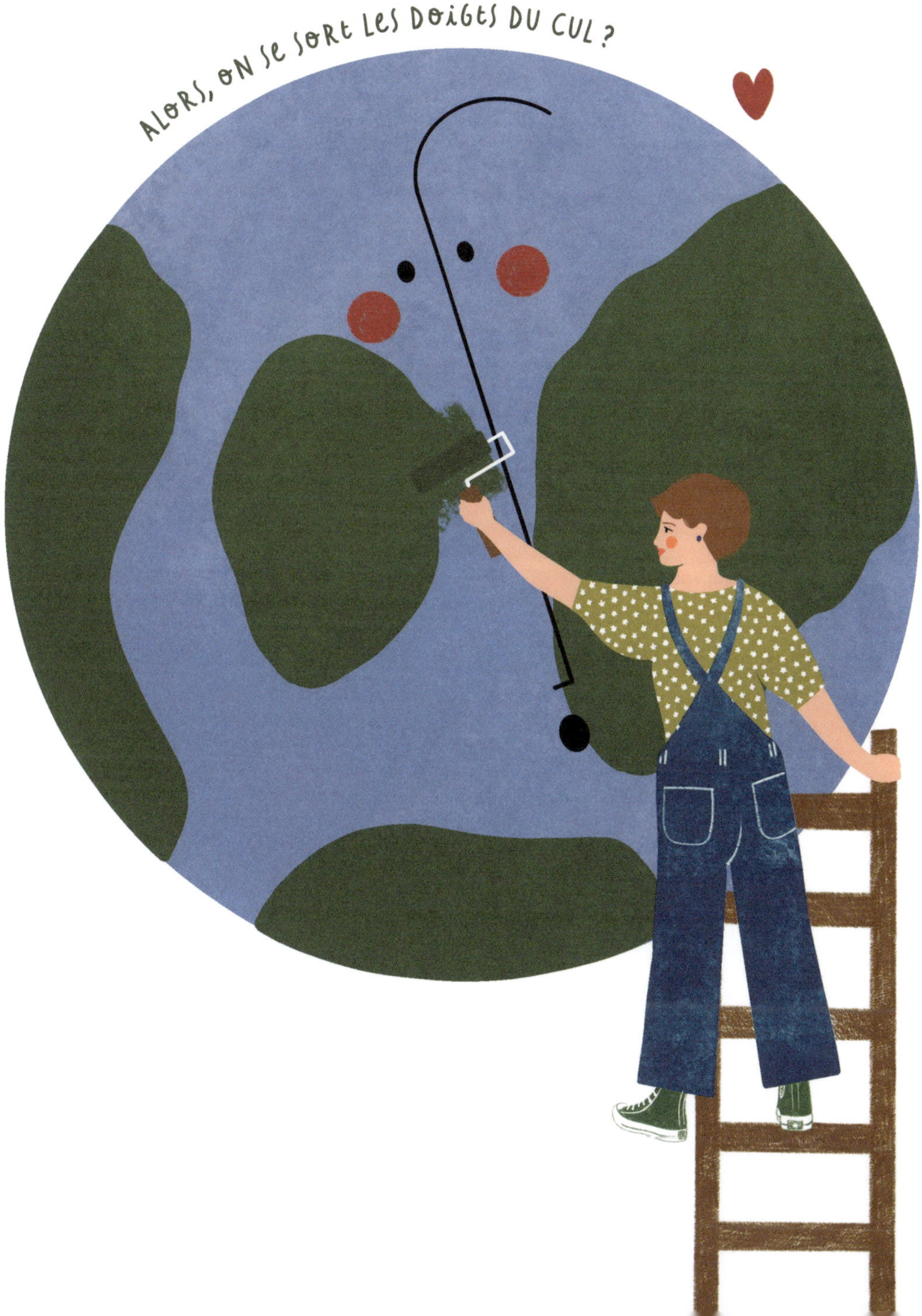
ALORS, ON SE SORT LES DOIGTS DU CUL ?

Protections PÉRIODIQUES

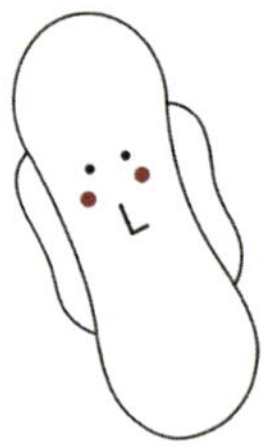

Je suis une serviette hygiénique.
Je me place sur ta culotte et il faut me changer plusieurs fois dans la journée en fonction de ton flux.
Je suis à usage unique.

Je suis un tampon, je m'insère dans ton vagin et je m'imbibe de ton sang.
Je suis aussi à usage unique. J'existe également avec un applicateur qui t'aidera à m'insérer plus facilement (sans insérer les doigts dans ton vagin).
J'existe même en version bio.

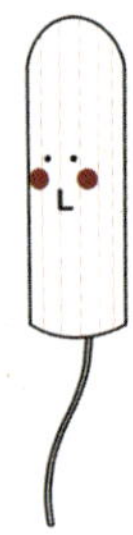

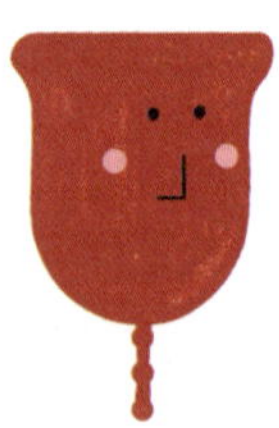

Je suis une cup. Je suis en silicone médical.
Je m'insère dans ton vagin et je récupère ton sang. Je dois être vidée, rincée, et je peux être réutilisée à chaque cycle.
On apprend à se connaître page 40 ?

Je suis une éponge menstruelle. Sache que j'ai un grand pouvoir absorbant et que je suis naturelle !
Il suffit de me rincer à l'eau pour me réutiliser.
À la fin de ton cycle, nettoie-moi avec du vinaigre ou désinfecte-moi avec de l'huile d'arbre à thé.
Viens en apprendre plus sur moi page 62.

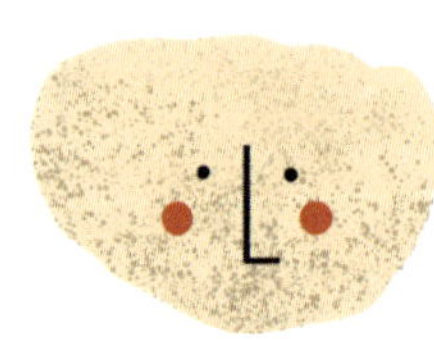

Je suis un tampon lavable. Je suis en coton bio.
Je me roule et je m'insère dans ton vagin pour absorber ton sang. Je dois être rincé à l'eau froide puis lavé (à haute température ou désinfecté ensuite) entre chaque cycle. Je suis réutilisable.
Je t'en dis davantage page 76.

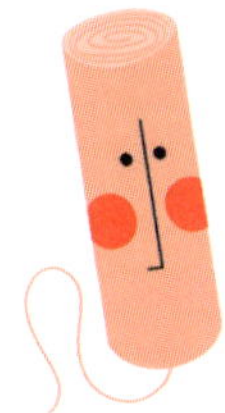

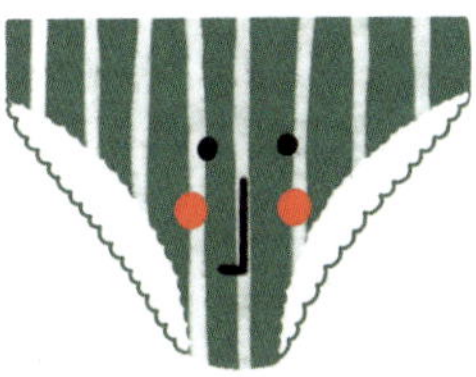

Je suis une culotte menstruelle. Je remplace ta culotte habituelle lorsque tu as tes menstrues. Sur le même principe que les serviettes, j'absorbe ton sang, mais je suis lavable et réutilisable. Selon le flux, achète mes cousines, on se relaye et on te protège tout au long de tes menstrues.
Je me présente mieux page 86.

Je suis une serviette lavable. Dans la même lignée que la serviette hygiénique, je me place dans ta culotte. Par contre, je suis réutilisable après avoir été rincée à l'eau et lavée en machine. Achète ma ribambelle de sœurs : ainsi, tu pourras m'utiliser comme unique protection et ne rien jeter à part ton sang ! Apprends à me connaître page 100.

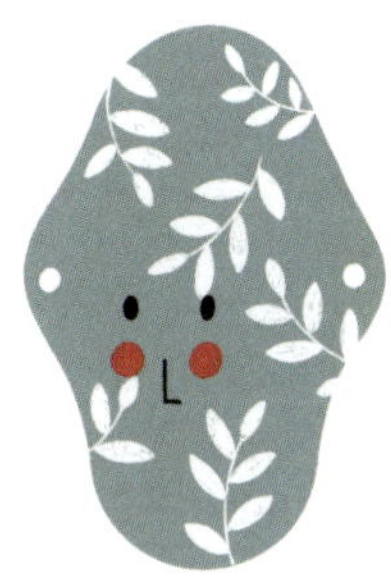

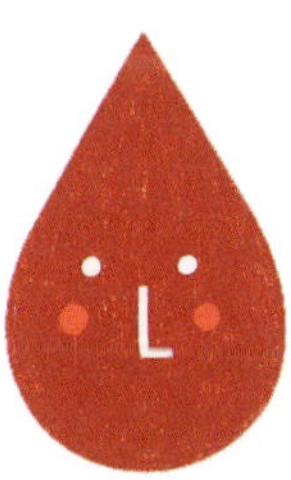

Je suis le flux instinctif libre. Je ne suis pas vraiment une protection périodique, mais plutôt un concept. L'idée est de contrôler tes menstrues. Tu vas donc souvent aux toilettes pour évacuer le flux sanguin, puis tu retiens le sang en contrôlant ton périnée. Pour en savoir plus, va à la page 122.

CUP OU COUPE MENSTRUELLE

Composition d'une cup

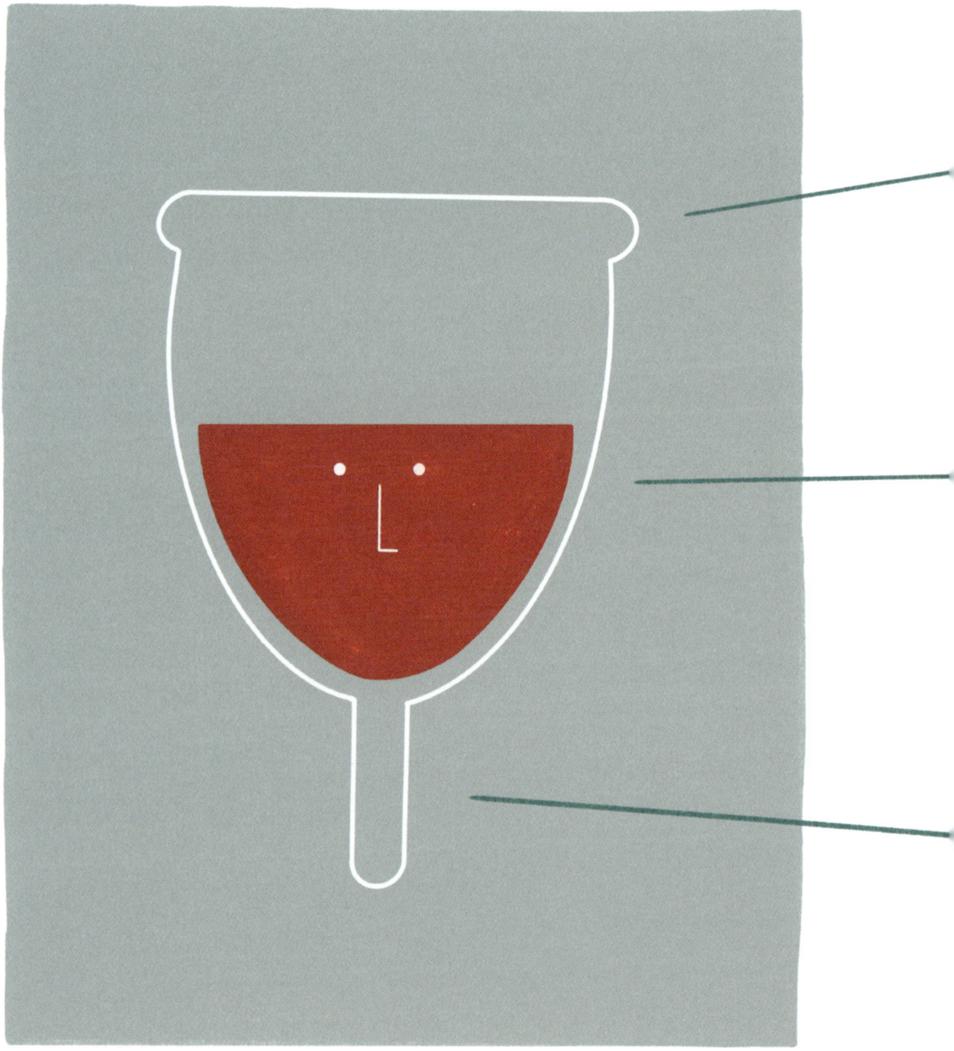

Le haut de la coupe,

plus large, s'appuie contre la paroi vaginale et évite les fuites. Tout le flux rentre dans la coupe.

La coupe

reçoit le sang et ne se remplit pas aussi vite que l'on pourrait l'imaginer. C'est un contenant important, même si ton flux est abondant !

La tige

permet de récupérer la cup plus facilement, même si celle-ci est bien calée au fond de ton vagin.

Point PRATIQUE

15 - 30 €

C'est l'échelle de prix d'une cup.
Tu peux en trouver en pharmacie,
en grande surface ou sur Internet.

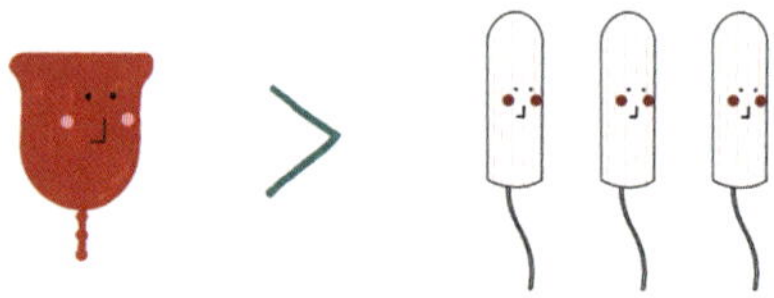

La cup peut absorber jusqu'à
trois fois plus de sang qu'un tampon.

10 ANS

Tu peux garder ta cup
pendant dix ans.

4 À 6 H

Ta cup doit être vidée toutes les 4 à 6 heures.

Si tu choisis la cup, c'est aussi parce que tu te sens à l'aise avec ton corps, car c'est un objet à insérer dans le vagin. Pas de panique, mais c'est quand même différent d'une protection périodique externe.

En dehors de chez toi, pour vider ta cup, il te faut impérativement un évier dans les toilettes, ce qui n'est évidemment pas répandu dans tous les bars !

EUREKA CUP
EST UNE CUP QUI SE VIDANGE

Pas de petite ficelle qui dépasse
et qui gêne dans la journée :
la révolution, non ?

> CETTE FICELLE N'EST-ELLE PAS RELOU QUAND TU VAS FAIRE CACA ?
> À LA PISCINE, LA FICELLE QUI SE REMPLIT D'EAU, ON EN PARLE ?
> QUAND T'ES MODÈLE POUR CROQUIS DE NU EN ÉCOLE D'ART, TU FAIS COMMENT ?

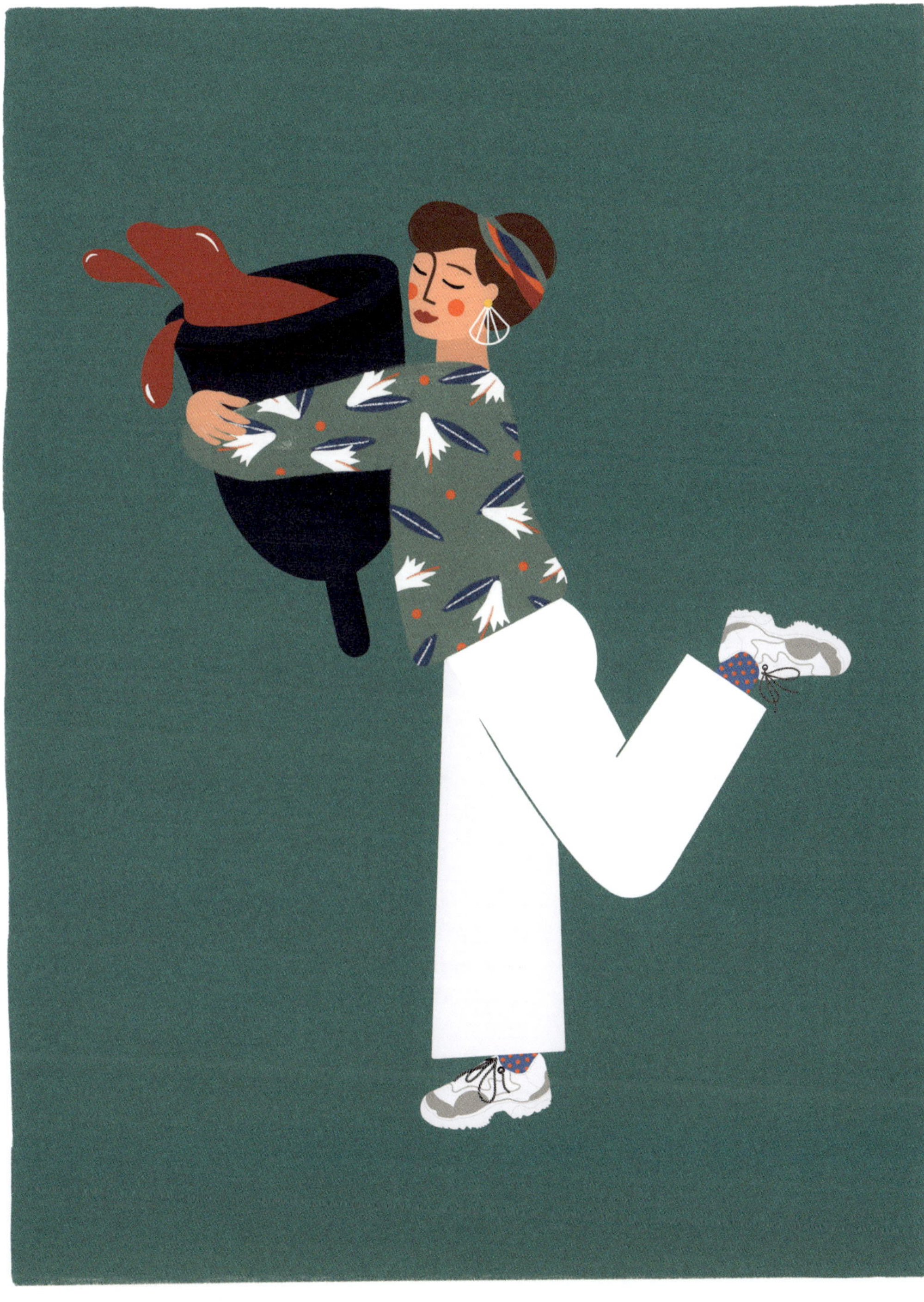

SOPHIE, 30 ANS : HALLOWEEN SOUS LA DOUCHE

Je suis passée à la cup après en avoir entendu parler par une amie qui trouvait cela génial. J'avais des appréhensions car je trouvais gênant de mettre les doigts dans mon vagin (peut-être n'étais-je pas encore très à l'aise avec mon corps ?), de devoir la vider et de « vraiment » voir le sang. Je pense surtout que j'étais dans ma zone de confort avec des serviettes et des tampons avec applicateur (uniquement, oui, car enfoncer un tampon avec mes doigts me dégoûtait !). J'avais toujours utilisé ça.
Les habitudes ont la vie dure, on le sait.

> “ *Je trouvais gênant de mettre les doigts dans mon vagin.* ”

> “ *J'étais toute contente de mon cadeau, un objet que j'allais garder.* ”

J'étais étudiante et j'avais 24 ans.
Je me baladais en ville avec ma mère et nous sommes passées devant une pharmacie. J'avais cette idée de cup en tête depuis un moment. Je savais que c'était un peu cher à l'instant T par rapport à une boîte de tampons, alors j'en ai profité et ai demandé à ma mère si elle voulait bien me l'acheter. Pour la taille, la pharmacienne m'a conseillée et j'ai donc pu choisir facilement. J'étais toute contente de mon cadeau, un objet que j'allais garder, avec sa petite pochette trop mignonne, et surtout de ne plus devoir acheter de tampons et serviettes, de ne plus jamais me retrouver à court alors que mes règles sont là, maintenant, tout de suite, et donc ne plus devoir aller au supermarché en quatrième vitesse avec un bout de papier toilette dans le fond de ma culotte.

Pour la première utilisation, je me suis mise sous la douche et l'ai insérée. Ainsi, j'ai pu me rincer les doigts directement et surtout faire des tentatives d'insertion. J'avais bien regardé la notice et avais utilisé la méthode de pliage. Je me souviens que j'ai dû essayer plusieurs fois de la mettre, car je ressentais une gêne. J'ai donc dû apprendre à sentir quand elle était bien mise. « Est-elle assez profondément installée ? Est-elle bien ouverte, dépliée ? Vais-je avoir des fuites ? Est-ce que je rajoute une serviette ? »
Je me posais ce genre de questions, mais tester reste la meilleure façon de connaître son corps et le fonctionnement de l'objet.

“ *J'ai dû essayer plusieurs fois de la mettre car je ressentais une gêne.* ”

Lorsque j'ai dû l'enlever pour la première fois, je me suis également mise sous la douche. J'ai tiré la tige car c'était le plus facile et le moins « loin » et là...

LA CATA !

UNE SCÈNE DE CRIME
DANS LA SALLE DE BAINS !

Suite à ces débuts prometteurs, bien qu'un peu compliqués, j'ai laissé ma cup dans un placard durant quelques mois (nettoyée et stérilisée, bien sûr). Puis, je m'y suis remise car la copine qui l'utilisait a insisté sur le fait qu'elle adorait, qu'elle ne la sentait pas de la journée et qu'elle avait persévéré, même si elle avait rencontré les mêmes difficultés que moi au départ. Je m'y suis donc remise et j'ai finalement été aussi séduite qu'elle ! Une fois bien installée, je ne la sens pas et je n'ai pas de fuites ; il suffit que je la change deux fois par jour, le matin et le soir, chez moi. Je n'achète plus de tampons ni de serviettes, c'est le top !

« *Une fois bien installée, je ne la sens pas et je n'ai pas de fuites.* »

« *Je suis contente de la cup car je garde un objet unique pour mes règles, je ne crée plus de déchets.* »

Aujourd'hui, je suis très heureuse d'encore utiliser la cup. En cinq ans, j'ai changé une fois de cup car elle était devenue moins transparente et dégageait une odeur.
J'ai aussi utilisé la pilule microdosée et n'ai donc pas eu de règles pendant un an et demi.
Je suis contente de la cup car je garde un objet unique pour mes règles, je ne crée plus de déchets. J'ai également pu me rendre compte de mon flux sanguin, le voir, constater le changement de quantité de sang au début ou au milieu de mon cycle, et ne plus avoir de dégoût par rapport à mon sang.
Comme j'ai continué à utiliser la cup, elle est devenue rentable. Je me sens libre de faire ce que je veux et je prévois juste de la changer plutôt chez moi, où j'ai facilement accès à un lavabo ou à une douche.

Formes & MARQUES

1

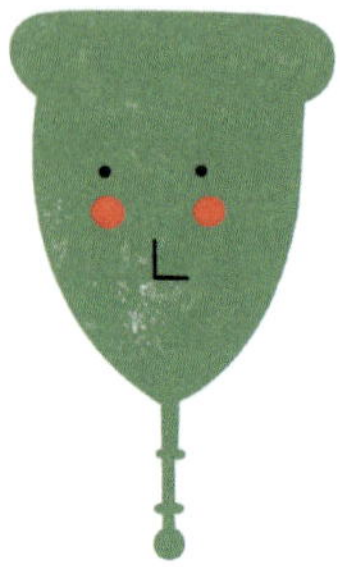

2

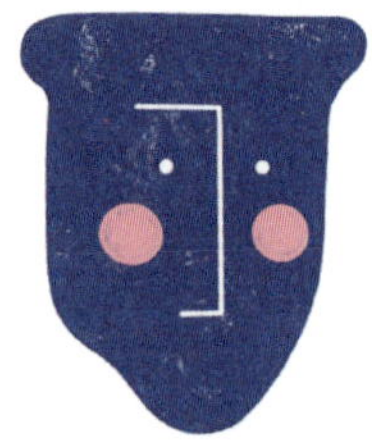

3

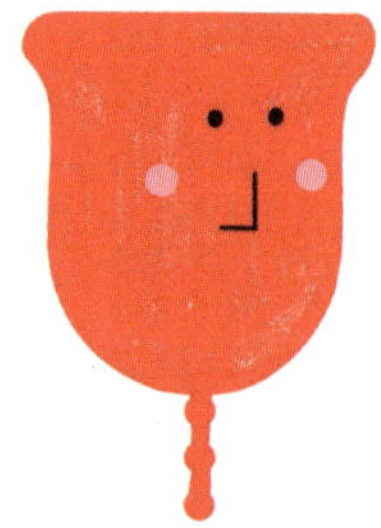

4

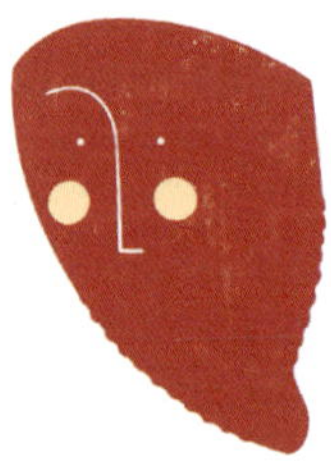

5

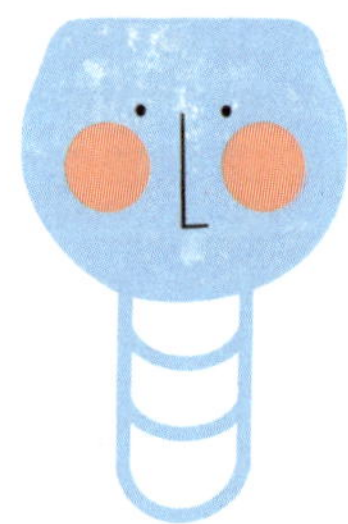

6

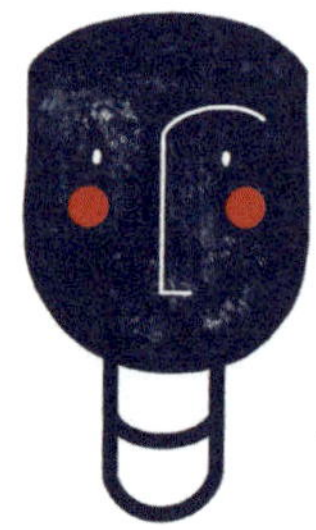

7

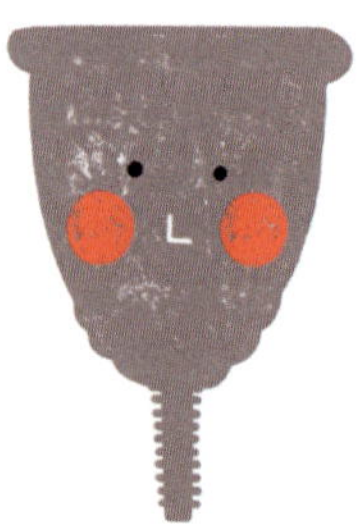

8

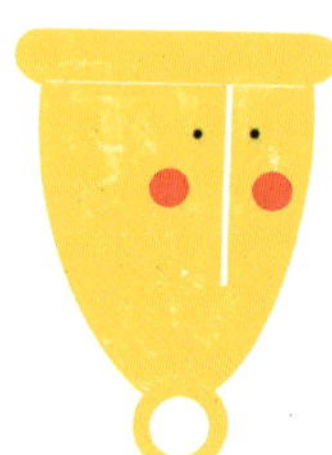

9

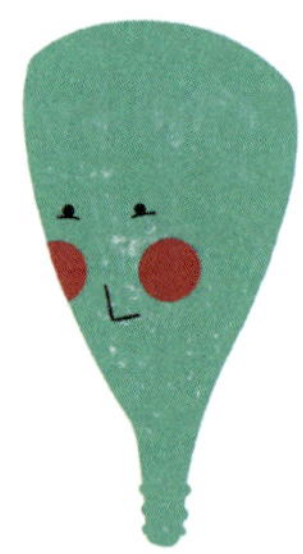

10

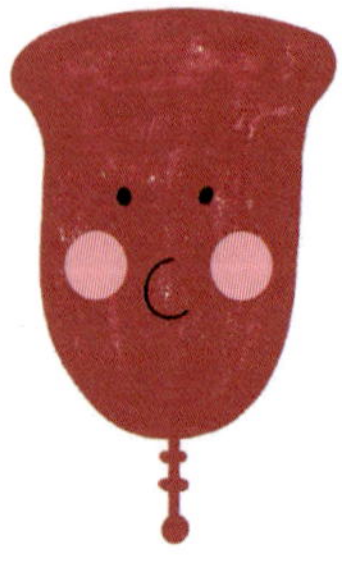

11

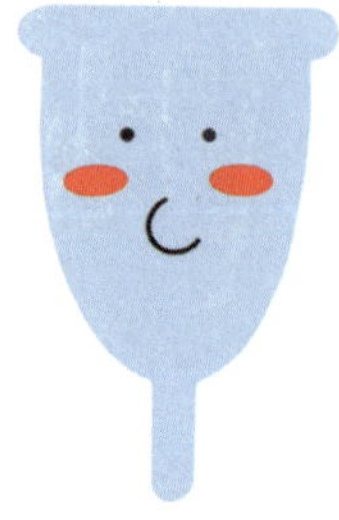

12

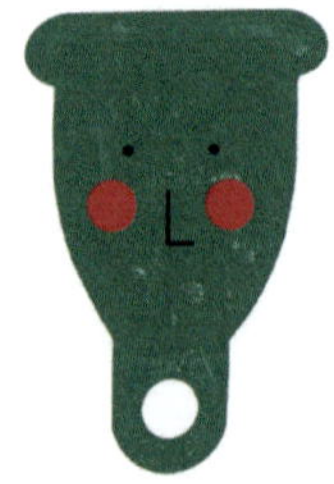

1

SI-BELL CUP
Une cup *made in France*.

2

LUNÉALE
Design ergonomique sans tige, breveté et unique.

3

INTIMA CUP
Une cup classique et qui fait ses preuves !

4

FUN CUP
Sans tige de retrait, mais avec des gouttelettes texturées dans le sillicone pour une meilleure prise en main.

5

MERULA CUP
Ce design est fait pour que la cup reste bien en place malgré des muscles de plancher pelvien développés.

6

MERULA CUP
Une autre forme de cette marque avec un contenant plus grand et une tige plus petite.

7

FLEUR CUP
Une des marques pionnières de création de cup.

8

PERFECT CUP
Une cup avec un anneau de récupération au lieu d'une tige.

9

LILY CUP
Parfaite pour celles qui ont un col de l'utérus plus haut. Voir les autres formes : Lily cup One et Lily cup Compact.

10

MAMICUP
Pas très chère et italienne.

11

LADY CUP
Une cup colorée et en accord avec sa petite pochette.

12

MELUNA
Trois souplesses de cup et un modèle spécial pour les jeunes filles ou pour un col de l'utérus bas.

Choix de la taille

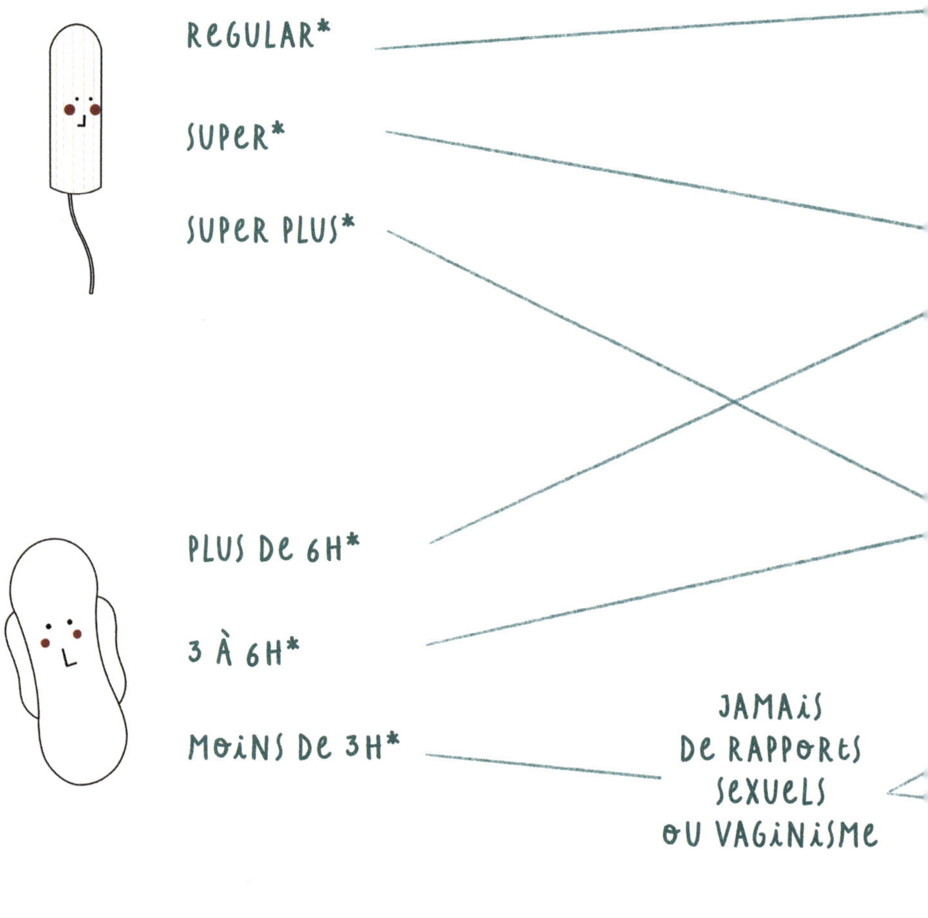

*AU PLUS FORT DES RÈGLES

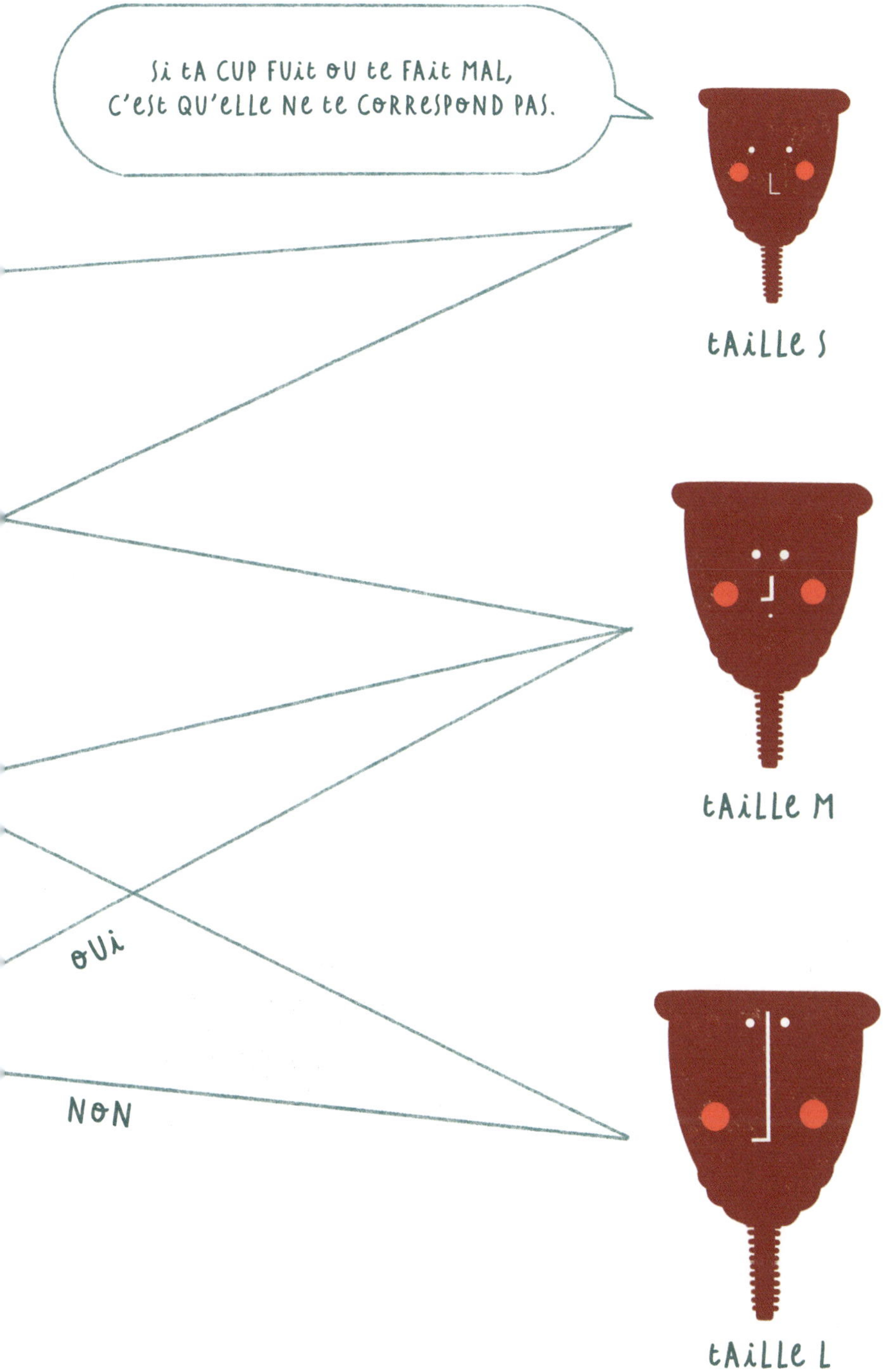
Si tA CUP FUit oU te FAit MAL,
C'est QU'eLLe Ne te CoRResPoND PAS.
tAiLLe S
tAiLLe M
oUi
NoN
tAiLLe L

Mode d'emploi

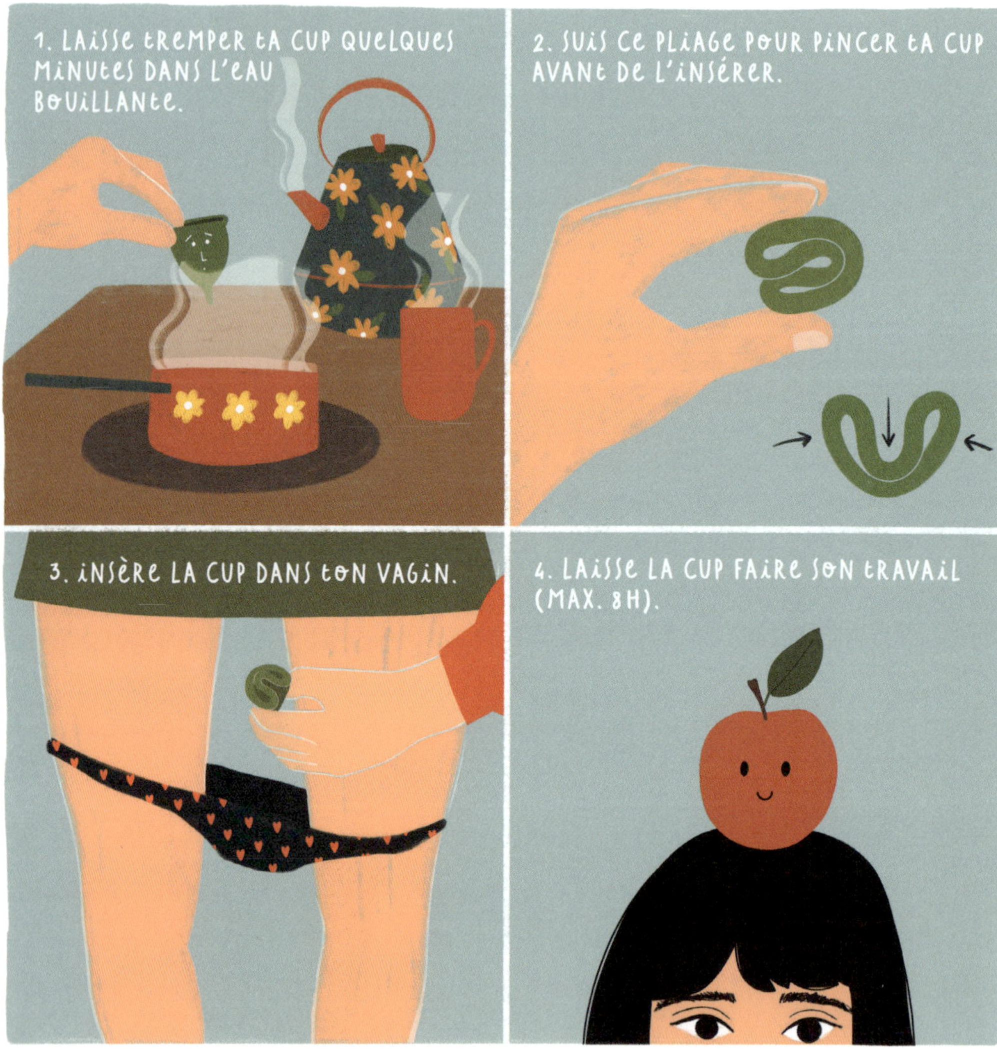
1. LAISSE TREMPER TA CUP QUELQUES MINUTES DANS L'EAU BOUILLANTE.
2. SUIS CE PLIAGE POUR PINCER TA CUP AVANT DE L'INSÉRER.
3. INSÈRE LA CUP DANS TON VAGIN.
4. LAISSE LA CUP FAIRE SON TRAVAIL (MAX. 8H).

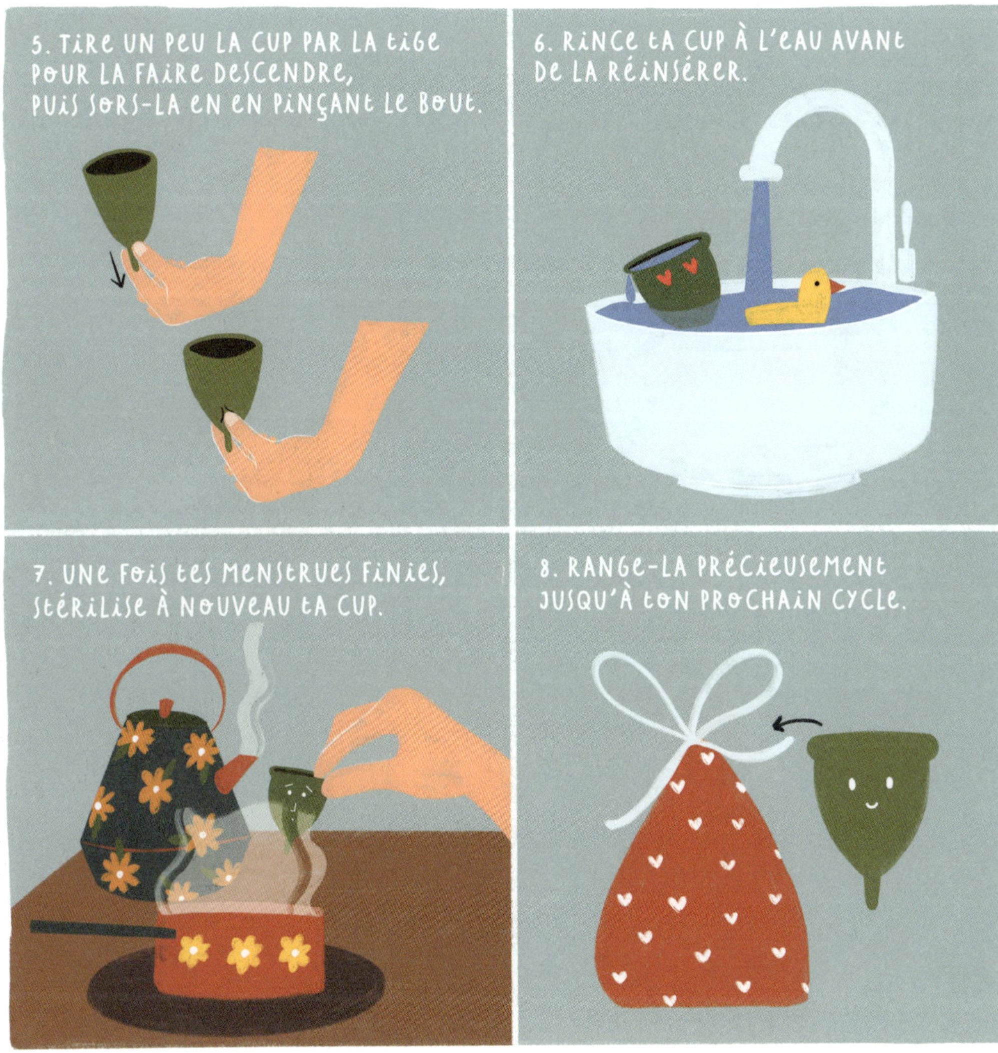
5. TIRE UN PEU LA CUP PAR LA TIGE POUR LA FAIRE DESCENDRE, PUIS SORS-LA EN EN PINÇANT LE BOUT.
6. RINCE TA CUP À L'EAU AVANT DE LA RÉINSÉRER.
7. UNE FOIS TES MENSTRUES FINIES, STÉRILISE À NOUVEAU TA CUP.
8. RANGE-LA PRÉCIEUSEMENT JUSQU'À TON PROCHAIN CYCLE.

ÉLÉONORE, 35 ANS : UN BAIN MENSTRUÉ

Un jour, j'ai pris mon bain avec la cup et elle devait être mal insérée. Elle s'est remplie d'eau et a débordé. J'ai mis un peu de temps avant de comprendre ce qu'il se passait !

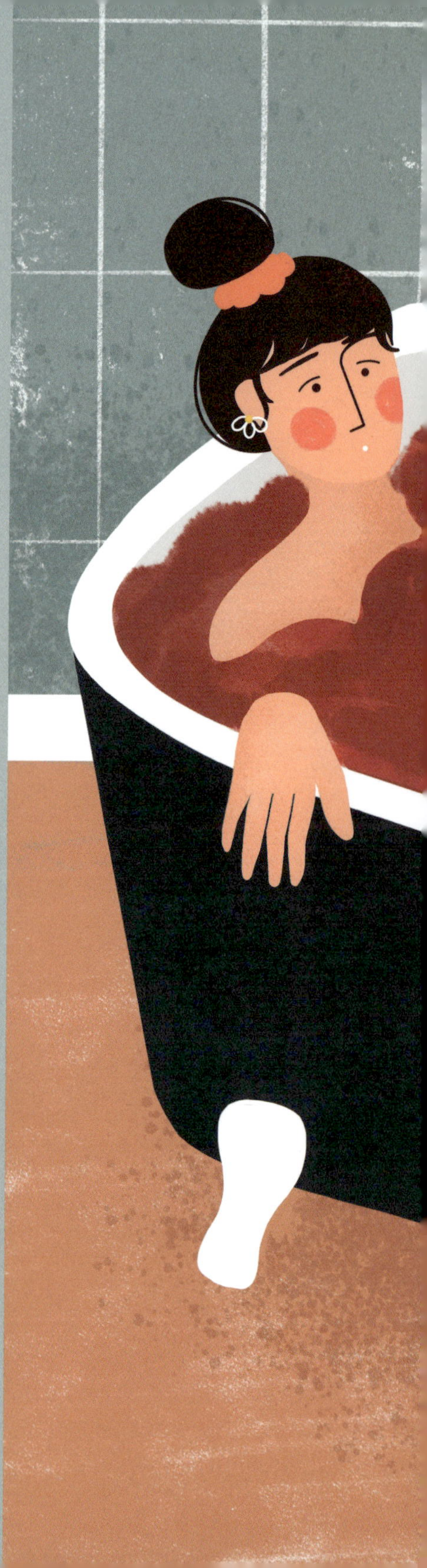

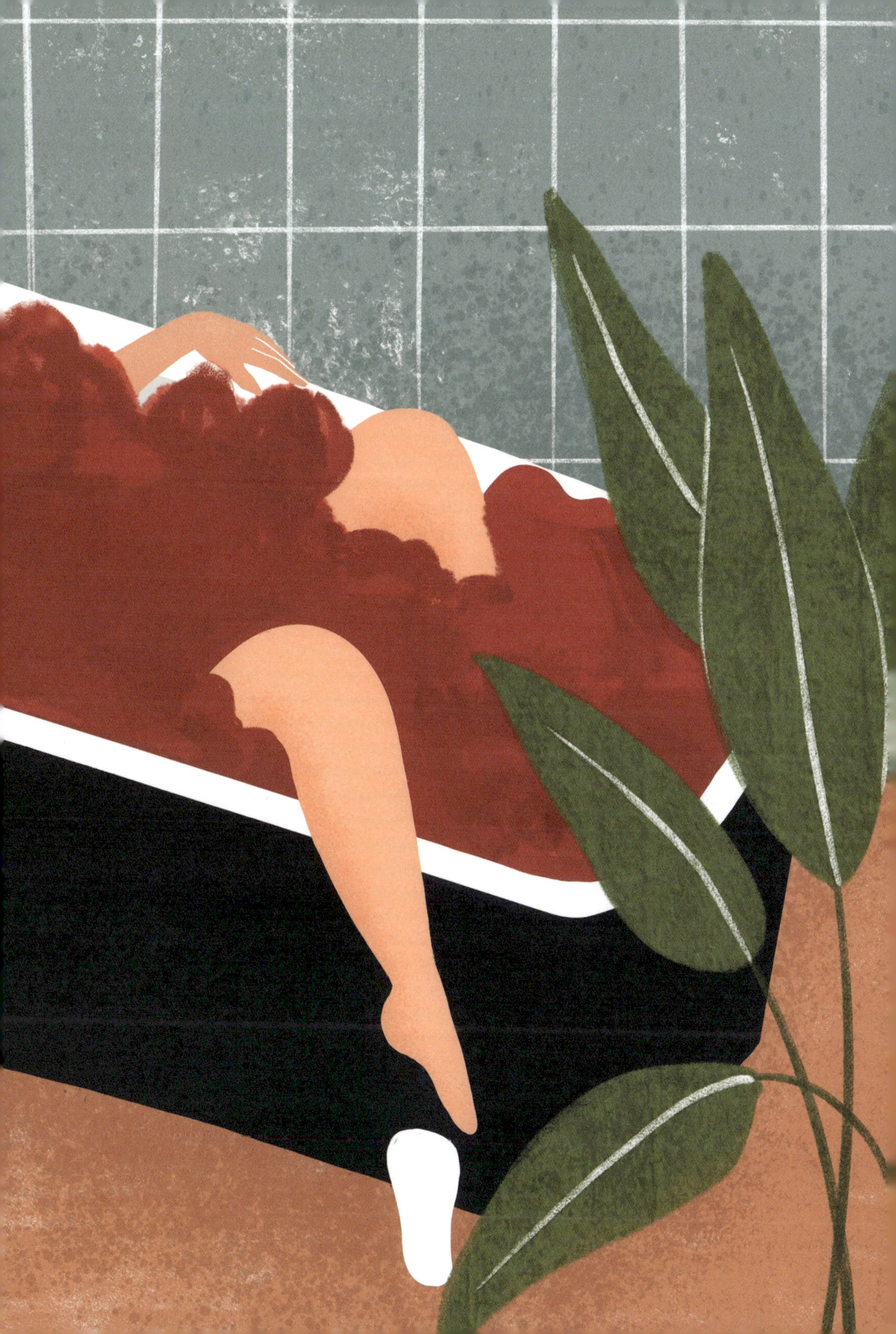

Cup & DiU*

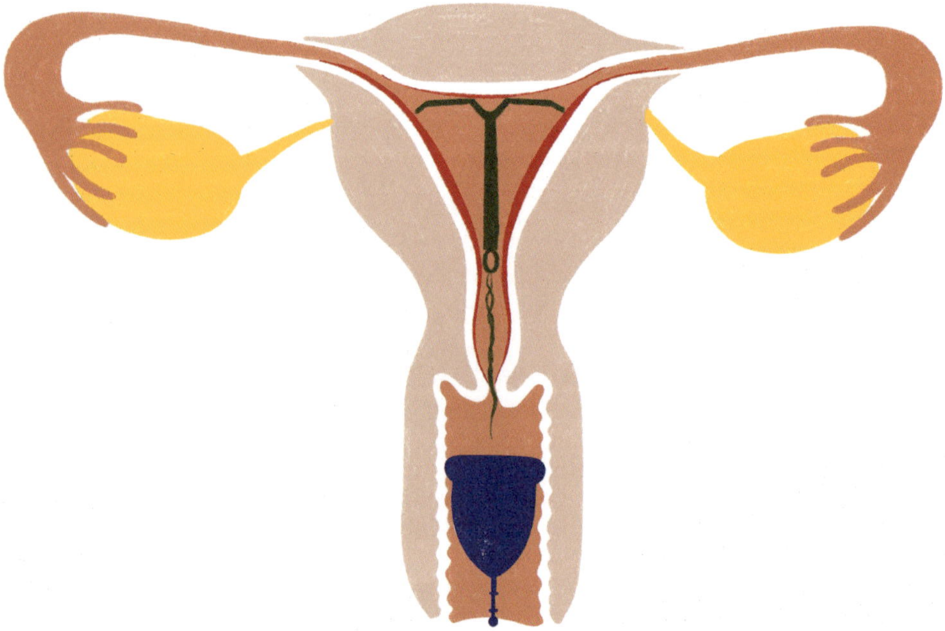

*DiU : Dispositif intra-utérin, aussi appelé « stérilet » (bien qu'il ne rende pas stérile).

ÉLÉA & MARION : GYNÉCOLOGUES

DIU et cup, sont-ils compatibles ? C'est une question qui revient assez souvent en consultation et qui, finalement, n'est pas si facile à aborder en tant que médecin ! Ce que l'on cherche avant de conseiller une patiente ou une copine, ce sont des preuves sur lesquelles s'appuyer, des données scientifiques, des études bien faites qui permettent de répondre à la question de manière certaine, comme « oui, vas-y, aucun souci » ou alors « hors de question ». Or, sur ce qui est de l'association cup et DIU, on n'a pas tant de réponses que ça !

Ce que l'on constate quand on s'intéresse de manière scientifique à la question (mais ceci n'a pas valeur de parole d'évangile), c'est qu'il existerait un risque accru d'expulsion du DIU tournant autour de 10 %. Théorie que j'ai pu confirmer sur le terrain, malheureusement, puisque c'est arrivé à une copine à qui j'ai dû reposer le DIU ! La conséquence principale de l'expulsion d'un DIU, on l'a bien deviné, est la grossesse (surprise !). Pour cela (et uniquement pour cela), je ne conseille pas cette association à mes patientes, mais je n'émets pas pour autant de contre-indication formelle. Informer est la clé, après, chacune est libre !

« *Il existerait un risque accru d'expulsion du DIU tournant autour de 10 %.* »

« *L'alternative sont les culottes de règles ou les serviettes lavables.* »

Et puis, l'alternative, quand on a un DIU et que l'on cherche un moyen de protection plus naturel, ce sont les culottes de règles ou les serviettes lavables.
Je trouve que c'est une option intéressante et, personnellement, je compte bien tenter l'expérience en post-partum !
Petit point bonus aussi pour les tampons aux probiotiques. C'est un sacré budget, mais en cas de dépannage, ils respectent beaucoup plus la flore naturelle que les tampons classiques !

Éponge menstruelle

Composition d'une ÉPONGE

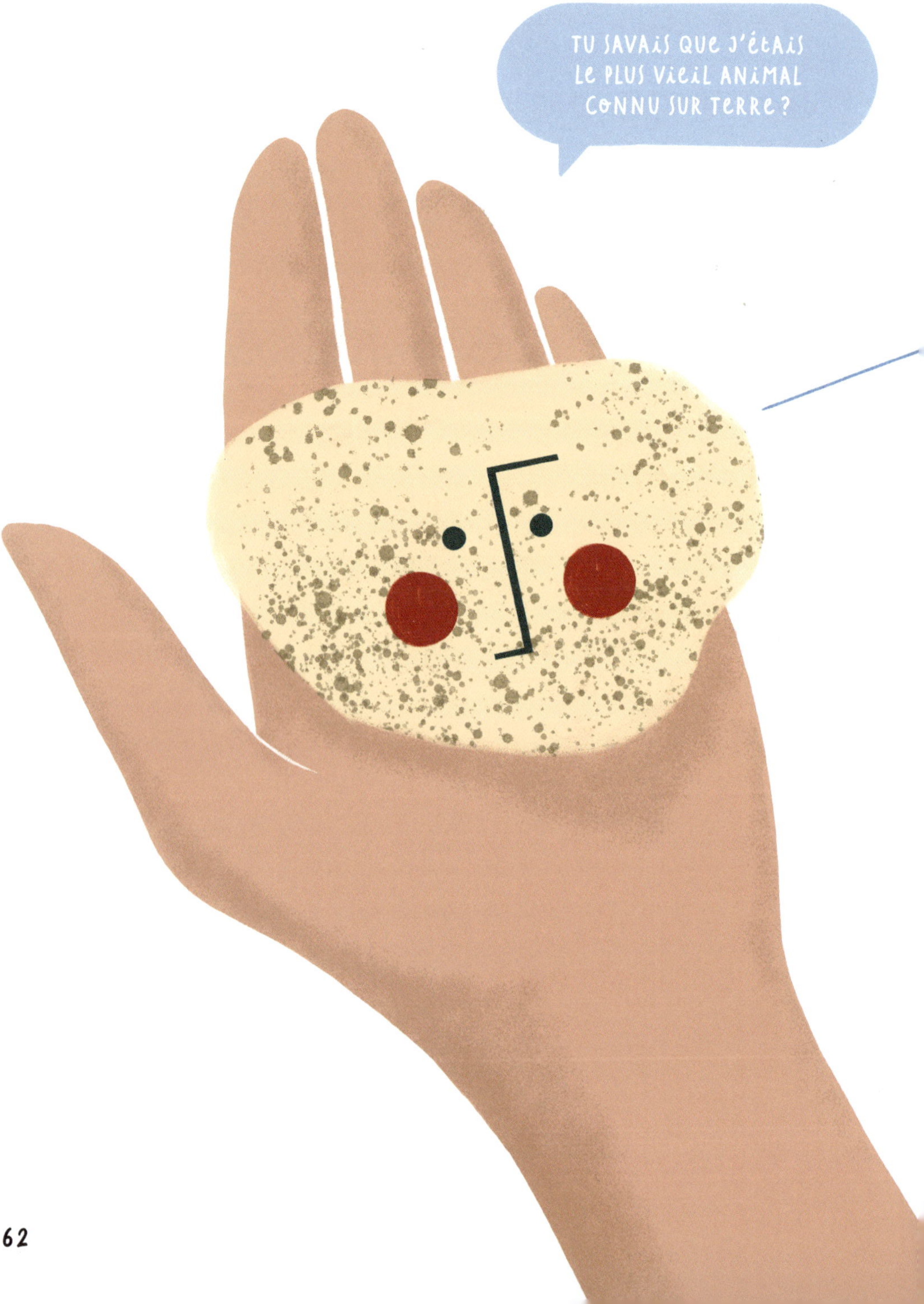

L'éponge menstruelle naturelle

est une petite éponge prélevée dans la mer. Elle ne contient donc pas de produits chimiques.

Les éponges sont lavées des impuretés de la mer, puis désinfectées avant la vente.

Des différences de couleurs existent entre les éponges. Cela s'explique par le blanchiment de certaines à l'eau oxygénée. Elles deviennent alors jaunes. À l'état naturel, une éponge est marron, mais cela ne change en rien la qualité de l'éponge.

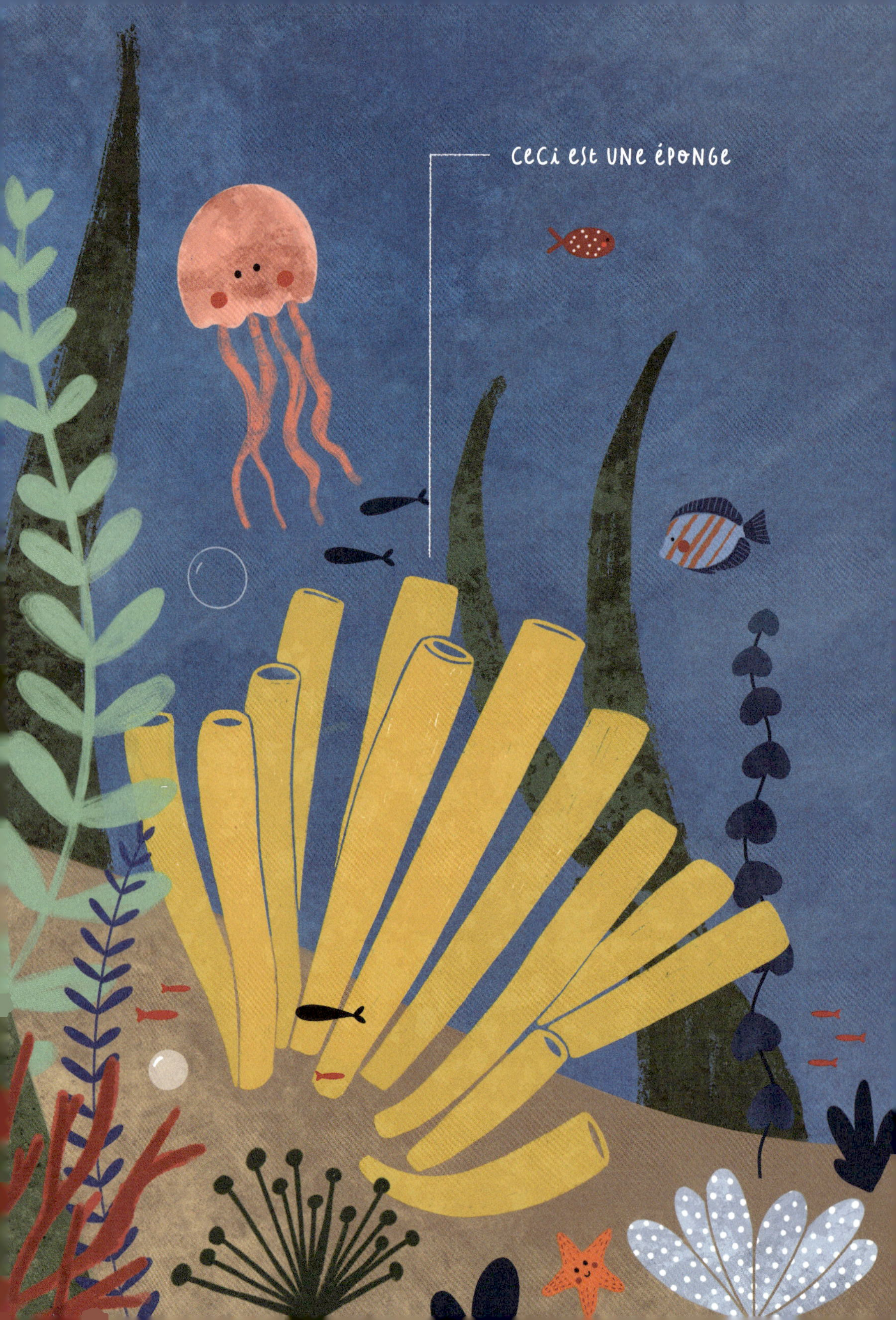
Ceci est une éponge

Une éponge menstruelle est donc un animal marin
qui est prélevé dans son environnement naturel.
Pour préserver les bancs d'éponges,
ces dernières doivent être coupées
en laissant un bout de l'éponge accroché au pied.
Elle ne doit pas être arrachée.
Cela favorise la repousse et donc
le renouvellement de l'espèce.

Bien regarder si l'éponge que tu sélectionnes
est issue d'un élevage responsable
est donc un point important lors de ton achat.

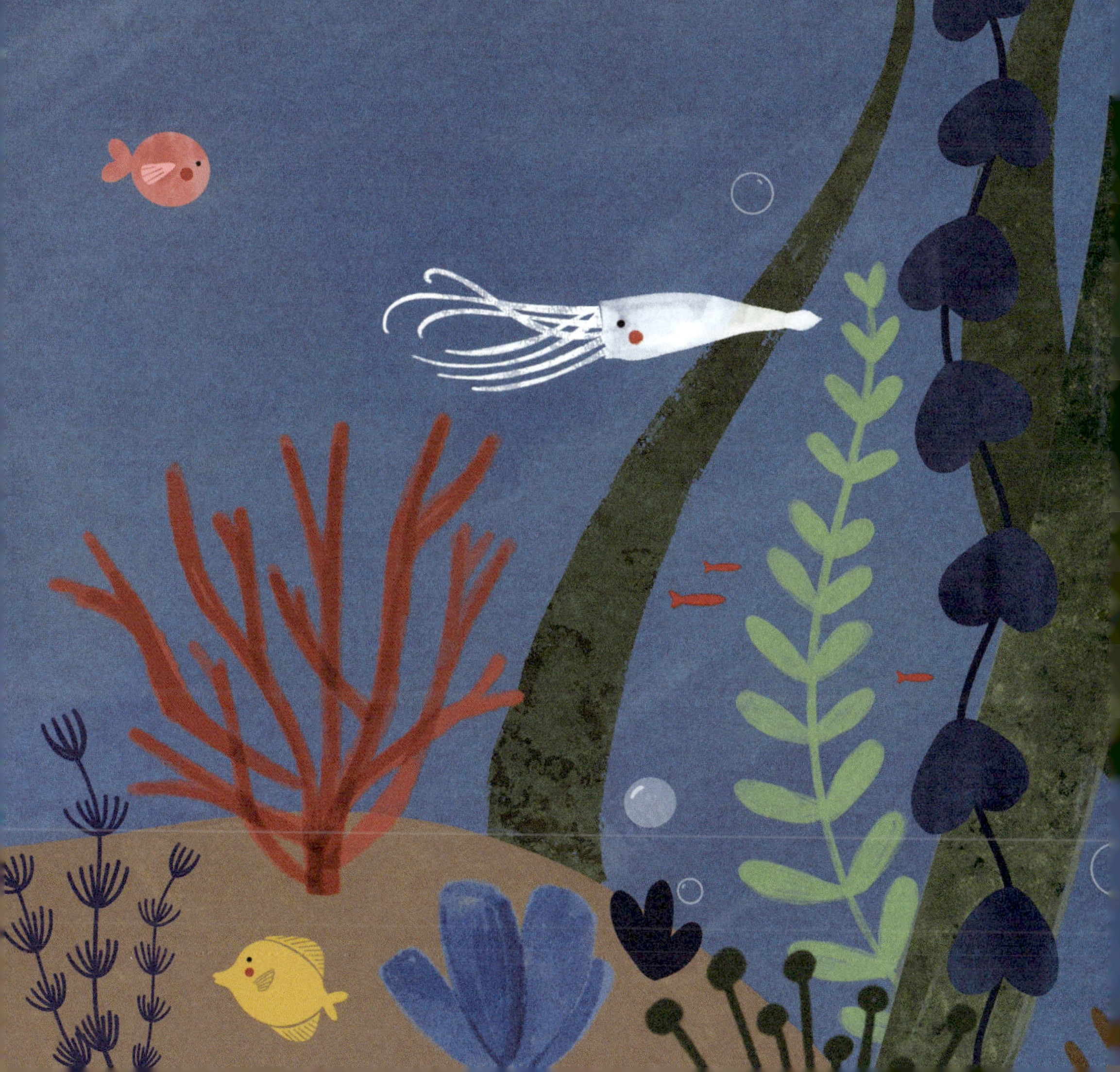

Point PRATIQUE

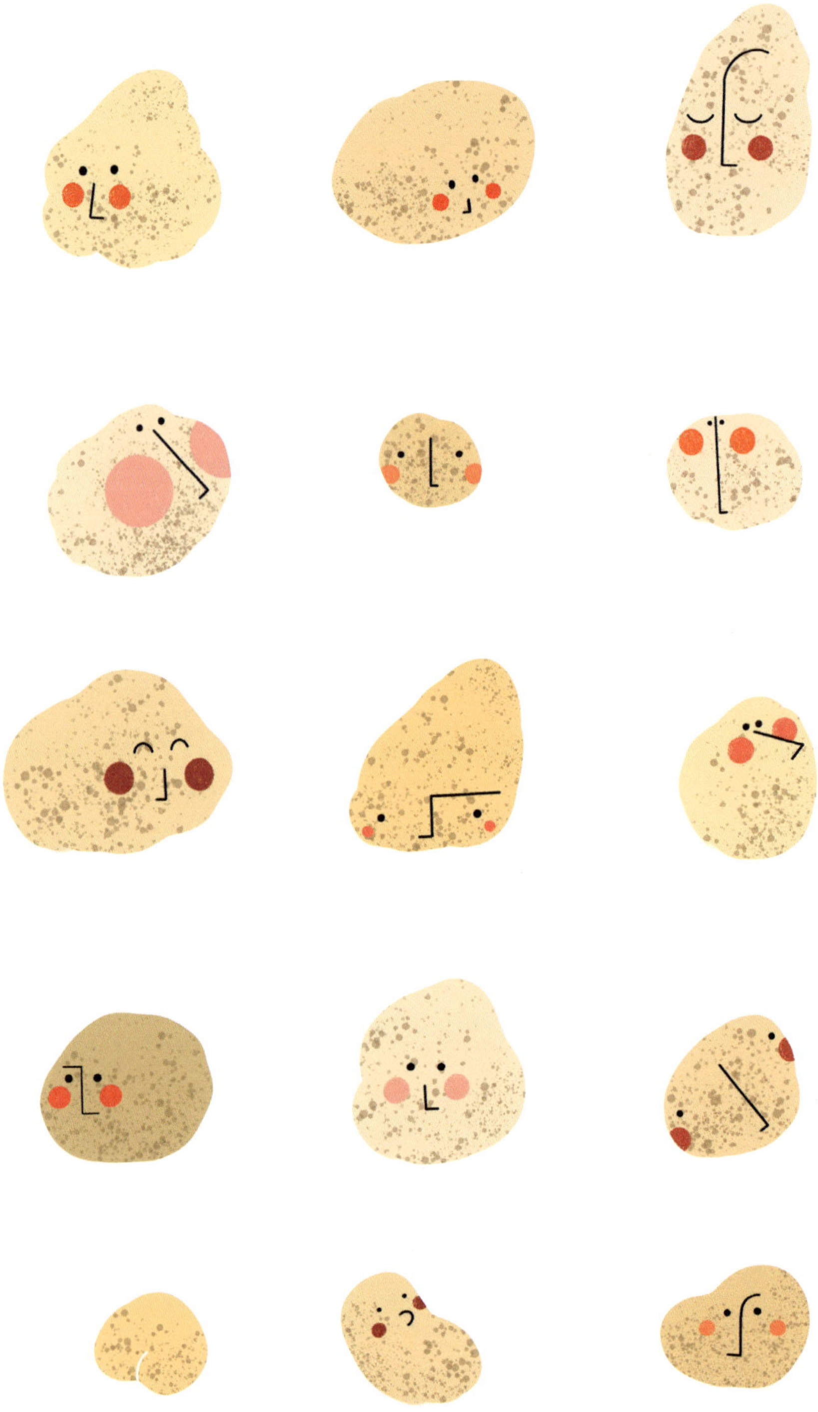

DE 10 À 20 €

C'est l'échelle de prix d'un lot de trois éponges. Tu peux en trouver en ligne ou chez des revendeurs de produits écologiques.

4 À 6 H

Ton éponge doit être essorée et rincée, au minimum, toutes les 4 à 6 heures.

Ce produit demande une bonne connaissance de son corps. Retirer l'éponge permet de prendre conscience de son périnée.

AUSSI UN MOYEN DE CONTRACEPTION (ASSEZ PEU FIABLE)

Alliée à un spermicide, l'éponge est parfois utilisée comme moyen de contraception. C'est un procédé naturel, d'une efficacité de seulement 71 % et qui implique beaucoup de règles relativement contraignantes, comme le fait d'insérer l'éponge 15 minutes avant un rapport ou de ne pas la laisser trop longtemps dans le vagin ensuite.

POUR LES PETITS FLUX

C'est une protection périodique particulièrement adaptée aux flux peu abondants.

Contrairement à d'autres protections périodiques, tu peux porter ton éponge pendant un rapport sexuel.

Quelques marques responsables sur le prélèvement en mer des éponges :	MA FÉMINITÉ NATURE
ANAÉ SUR LE SITE BÉBÉ AU NATUREL	LA MAISON DE L'ÉPONGE
NATURAL INTIMACY SUR LE SITE PETIT FANTÔME	TOUT ALLANT VERT

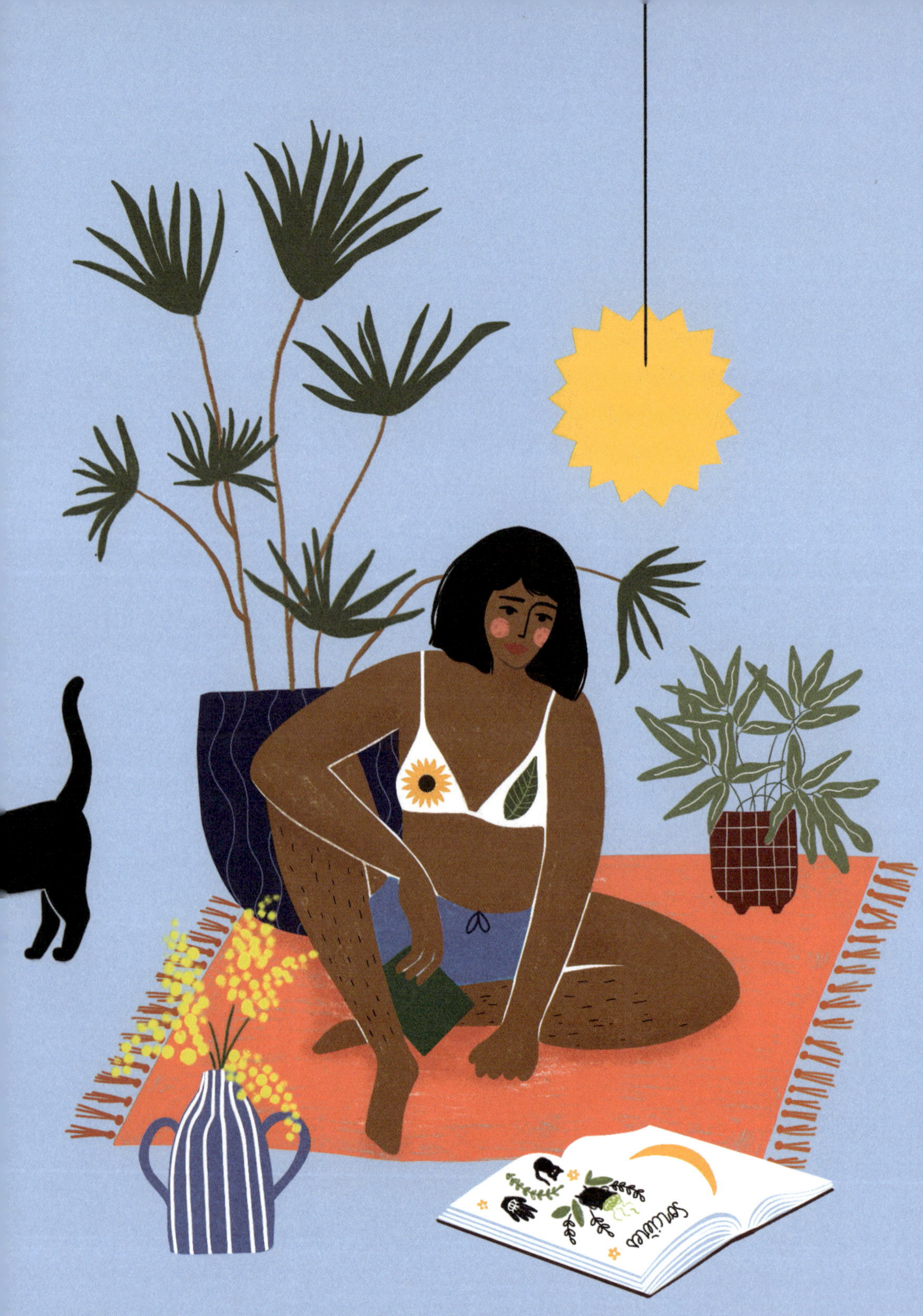
Sorcières

Delphine, 41 ans : à la recherche de produits naturels

Je suis arrivée à l'éponge de façon détournée ! Après la naissance de ma deuxième fille, je voulais trouver un mode de contraception naturel car j'avais trop souffert avec le DIU précédent et je ne voulais plus prendre la pilule. J'ai alors entendu parler des éponges naturelles... Au final, j'avoue que je ne l'ai pas gardée comme moyen de contraception, mais comme protection lors de mes menstrues ! Le premier avantage pour moi est que c'est un produit naturel et j'aime son côté réutilisable !

> « *C'est un produit naturel et j'aime son côté réutilisable !* »

> « *Je me souviens de cette sensation d'une légère peur de ne pas pouvoir la récupérer facilement.* »

Différentes tailles existent : j'utilise une grande taille en début de menstrues et une petite à la fin. J'ai adopté l'éponge depuis bientôt six ans et je me sens en accord avec mon corps et la planète grâce à son utilisation. Lors de mes débuts avec l'éponge, je me souviens de la légère peur que j'avais de ne pas pouvoir la récupérer facilement et des fuites possibles ! Si je l'utilise encore aujourd'hui, vous vous doutez que tout s'est bien passé !

Côté pratique et utilisation, je mouille l'éponge à l'eau tiède et l'essore avant de l'introduire dans le vagin. Je la change toutes les quatre à six heures. Je la lave à l'eau froide avec un savon au pH neutre entre chaque utilisation du même cycle, et je la désinfecte à l'eau avec de l'huile essentielle d'arbre à thé à la fin de chaque cycle.

> *Je la lave à l'eau froide avec un savon au pH neutre entre chaque utilisation, et je la désinfecte avec de l'huile d'arbre à thé à la fin de chaque cycle.*

Par rapport au tabou qui peut exister autour des menstrues, j'évolue dans un milieu où il n'y a plus tellement de non-dit à ce sujet, tout comme autour de sujets sensibles tels que les toilettes sèches, ne plus s'épiler ou se soigner avec des plantes médicinales avant d'avoir recours à l'allopathie*... Cependant, je peux vous faire part de ma propre expérience : la première fois que j'ai utilisé l'éponge, j'ai été confrontée à la vision de tout ce sang en la lavant à l'eau froide et à la légère odeur ferreuse que cela dégageait... Découvrir ce qu'il se passait à l'intérieur de moi à 34 ans m'a d'abord perturbée mais, aujourd'hui, je me sens plus en lien avec mon corps, mon fonctionnement de femme, et j'aime cela !

*ALLOPATHIE : médecine usuelle utilisant des médicaments produisant des effets contraires à ceux de la maladie à combattre (contrairement à l'homéopathie).

Mode d'emploi

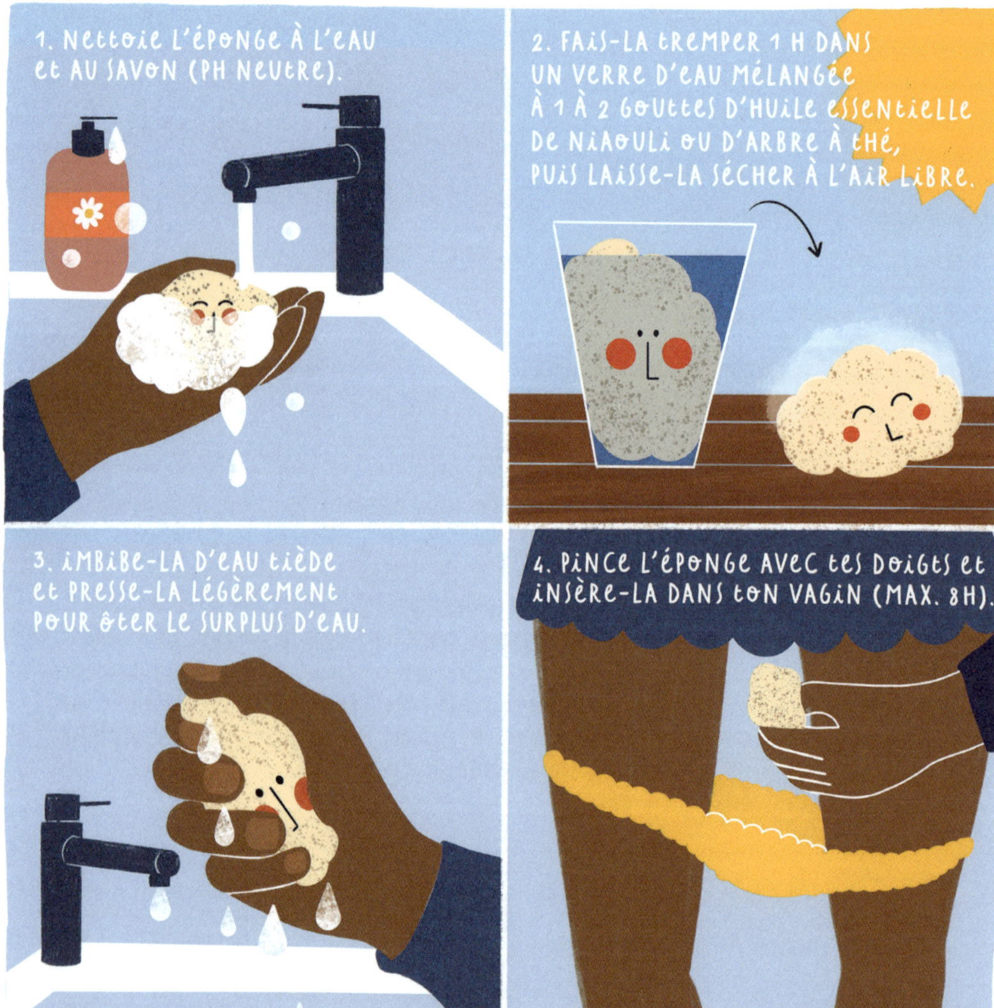
1. Nettoie l'éponge à l'eau et au savon (pH neutre).
2. Fais-la tremper 1 h dans un verre d'eau mélangée à 1 à 2 gouttes d'huile essentielle de niaouli ou d'arbre à thé, puis laisse-la sécher à l'air libre.
3. Imbibe-la d'eau tiède et presse-la légèrement pour ôter le surplus d'eau.
4. Pince l'éponge avec tes doigts et insère-la dans ton vagin (max. 8h).

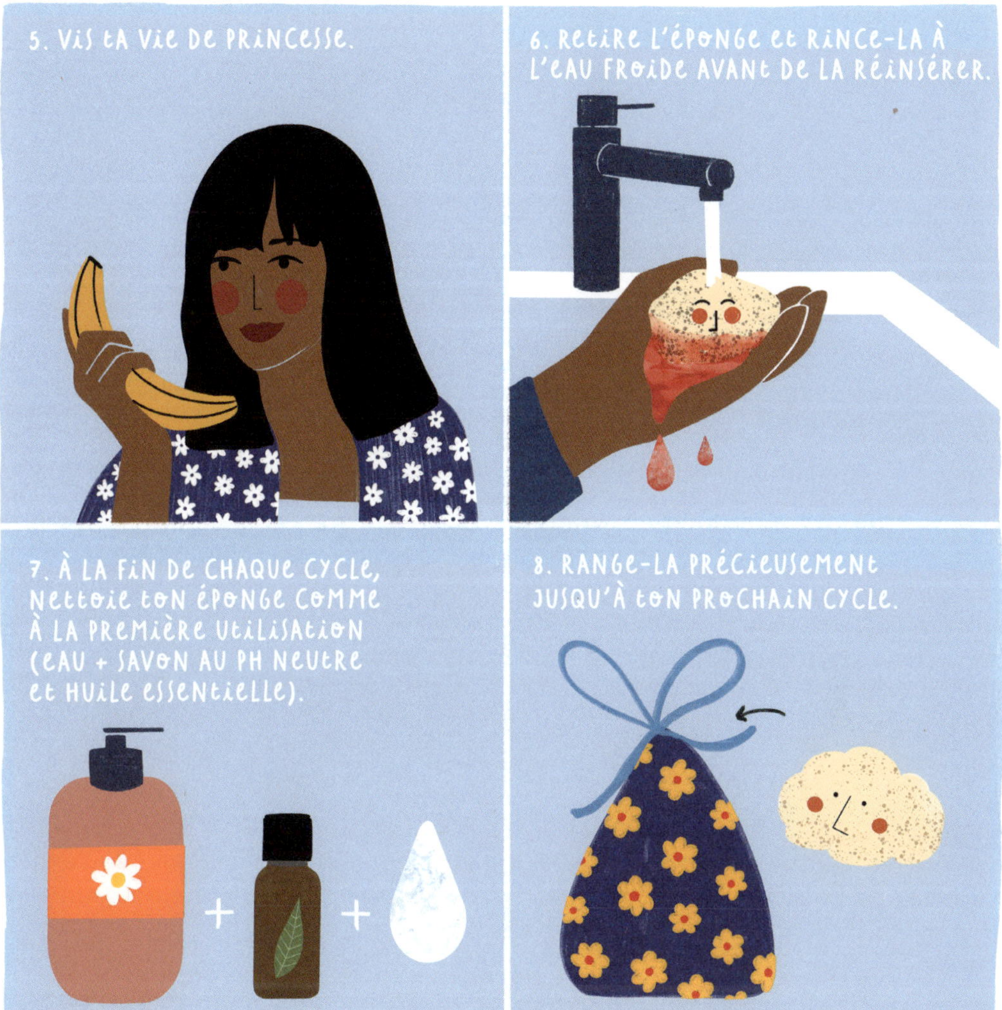
5. VIS TA VIE DE PRINCESSE.
6. RETIRE L'ÉPONGE ET RINCE-LA À L'EAU FROIDE AVANT DE LA RÉINSÉRER.
7. À LA FIN DE CHAQUE CYCLE, NETTOIE TON ÉPONGE COMME À LA PREMIÈRE UTILISATION (EAU + SAVON AU PH NEUTRE ET HUILE ESSENTIELLE).
8. RANGE-LA PRÉCIEUSEMENT JUSQU'À TON PROCHAIN CYCLE.

tampon lavable

Composition D'UN tAMPON LAVABLE

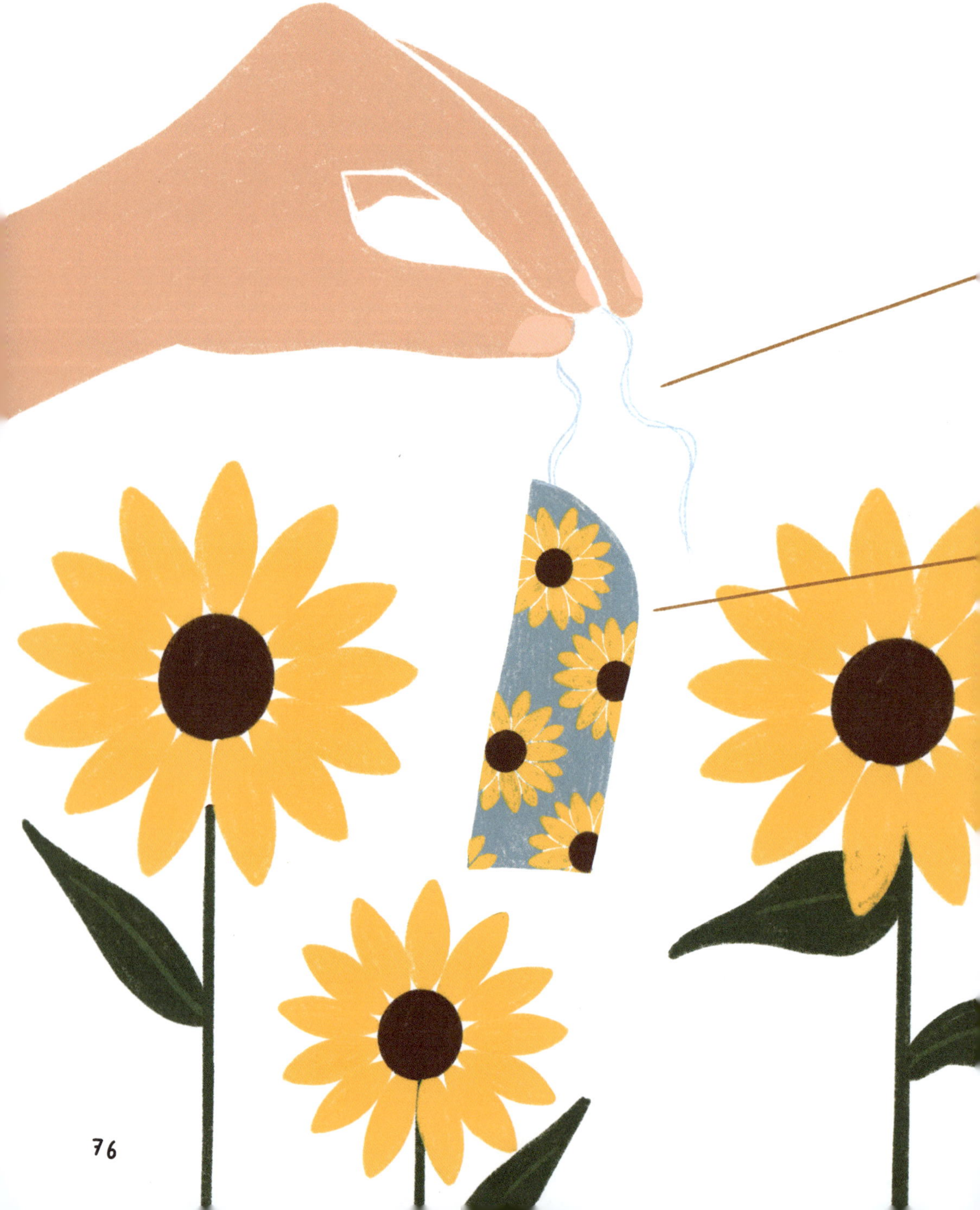

LA FICELLE DU TAMPON LAVABLE

est en coton bio. Elle se noue
autour du tissu pour le maintenir enroulé.
Elle sert également à enlever
plus facilement le tampon lavable,
de la même façon qu'un tampon jetable.

LE TISSU DU TAMPON LAVABLE

est aussi en coton bio et s'enroule pour recréer
la forme d'un tampon classique.

Point PRAtiQUe

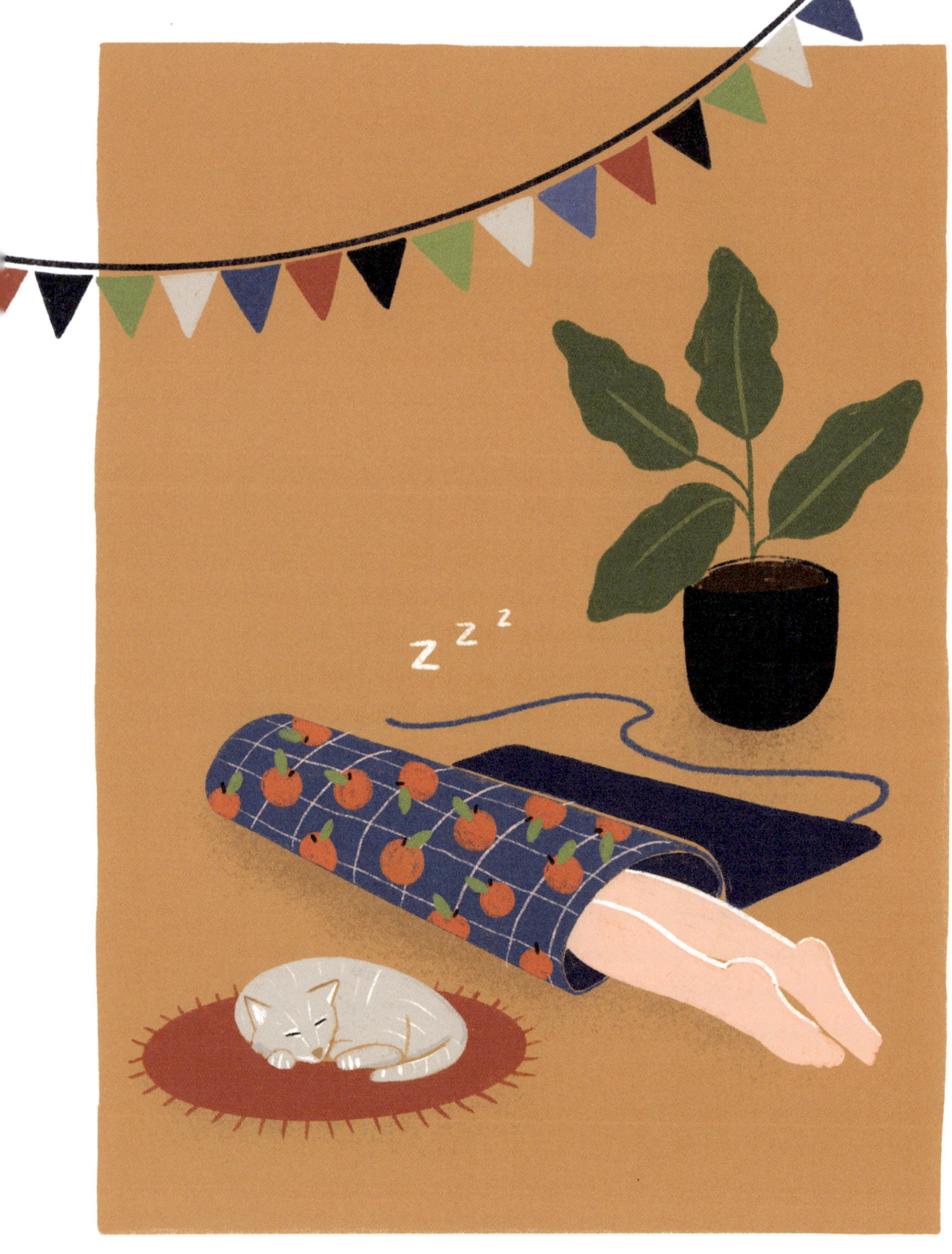

IMSE VIMSE

C'est une marque suédoise qui produit des tampons lavables. Ils sont fabriqués en Europe, sont en coton bio et sont certifiés OEKO-TEX*.

25 €

C'est le prix d'une boîte de 8 tampons lavables Imse Vimse.

4 À 6 H

Il est conseillé de changer ton tampon lavable toutes les quatre heures et de le garder au maximum six heures.

LE TAMPON ZÉRO DÉCHET

Le tampon est souvent la première protection périodique utilisée : nous connaissons son fonctionnement. Le changement est moins difficile et, en plus, on ne jette plus de déchet !

APPLICATEUR THINX

La marque Thinx vend un applicateur réutilisable. Il est vendu 56 €.

Il existe des tailles différentes de tampons lavables en fonction de ton flux : léger, normal et super.

GARANTIE 10 ANS

Avec un très bon entretien, tu peux garder tes tampons lavables pendant dix ans. D'ailleurs, la marque de tampons lavables Imse Vimse les garantit sur cette durée.

L'absorption des tampons lavables est à peu près équivalente à celle des tampons classiques.

HUILE DE COCO

Applique de l'huile de coco sur le bout du tampon lavable pour l'insérer plus facilement.

MOINS ONÉREUX

Fabrique ton tampon lavable à la machine à coudre avec du tissu en coton bio.

*OEKO-TEX : ce label assure que les tissus sont sans produits toxiques pour le corps ou pour l'environnement.

JUSTINE, 30 ANS : UNE NOUVEAUTÉ TESTÉE ET VALIDÉE

La première utilisation du tampon lavable s'est plutôt bien passée. Il ne m'a pas fallu très longtemps pour comprendre comment bien enrouler ce morceau de tissu. Comme pour un tampon classique, je dirais que c'est l'insertion qui est le moins agréable. Pour que ça glisse facilement, j'ai donc mis un peu d'huile de coco sur le tampon et c'était nickel ! La grande différence avec le tampon traditionnel, c'est la composition. Le tampon lavable est en coton bio (très doux), et il n'y a rien de mieux pour les muqueuses.

“ *Pour que ça glisse facilement, j'ai mis un peu d'huile de coco sur le tampon et c'était nickel !* ”

“ *On l'oublie complètement.* ”

Une fois en place, on l'oublie complètement (c'est assez fou d'ailleurs, je dois souvent mettre un rappel sur mon téléphone pour penser à le changer, tellement on ne le sent pas) et le retrait est très simple. Je travaille de chez moi, donc c'est plus facile pour se changer, mais je dirais que, vu la taille des tampons, on peut facilement emporter deux petites pochettes dans son sac pour passer de l'un au suivant.

Dès que j'enlève le tampon usagé, je le passe sous l'eau froide pour enlever un maximum de sang, puis je le nettoie avec un savon : cela se lave très bien à la main. Parfois, le tissu se colore un peu ; dans ce cas, je fais un petit blanchiment naturel au percarbonate de soude (qui s'active à l'eau chaude).
J'ai un flux plutôt léger, donc je n'ai pas besoin d'une autre protection. Pour éviter tout risque, je change mon tampon toutes les quatre ou six heures. De ce fait, j'utilise une autre protection la nuit.

“ *Parfois, le tissu se colore un peu ; dans ce cas, je fais un petit blanchiment naturel.* ”

“ *Il existe des applicateurs réutilisables.* ”

Bon à savoir : il n'y a pas d'applicateur avec ces tampons, mais je sais qu'il existe des applicateurs réutilisables. Ils doivent sûrement être compatibles avec le tampon lavable, donc c'est un super combo zéro déchet !

Pour en savoir plus, tu peux aller voir le blog de Justine : www.whatwhat.fr/avis-tampon-lavable/

Mode d'emploi

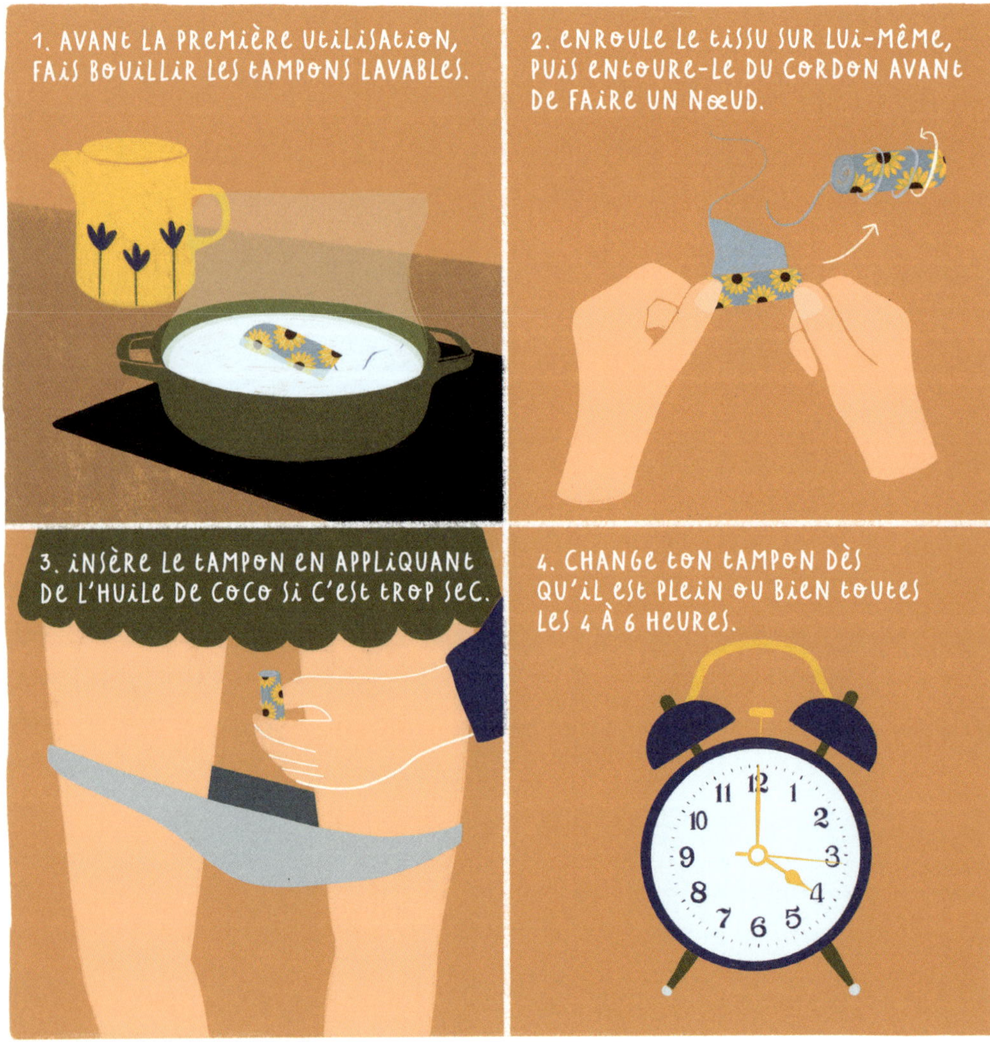
1. Avant la première utilisation, fais bouillir les tampons lavables.
2. Enroule le tissu sur lui-même, puis entoure-le du cordon avant de faire un nœud.
3. Insère le tampon en appliquant de l'huile de coco si c'est trop sec.
4. Change ton tampon dès qu'il est plein ou bien toutes les 4 à 6 heures.

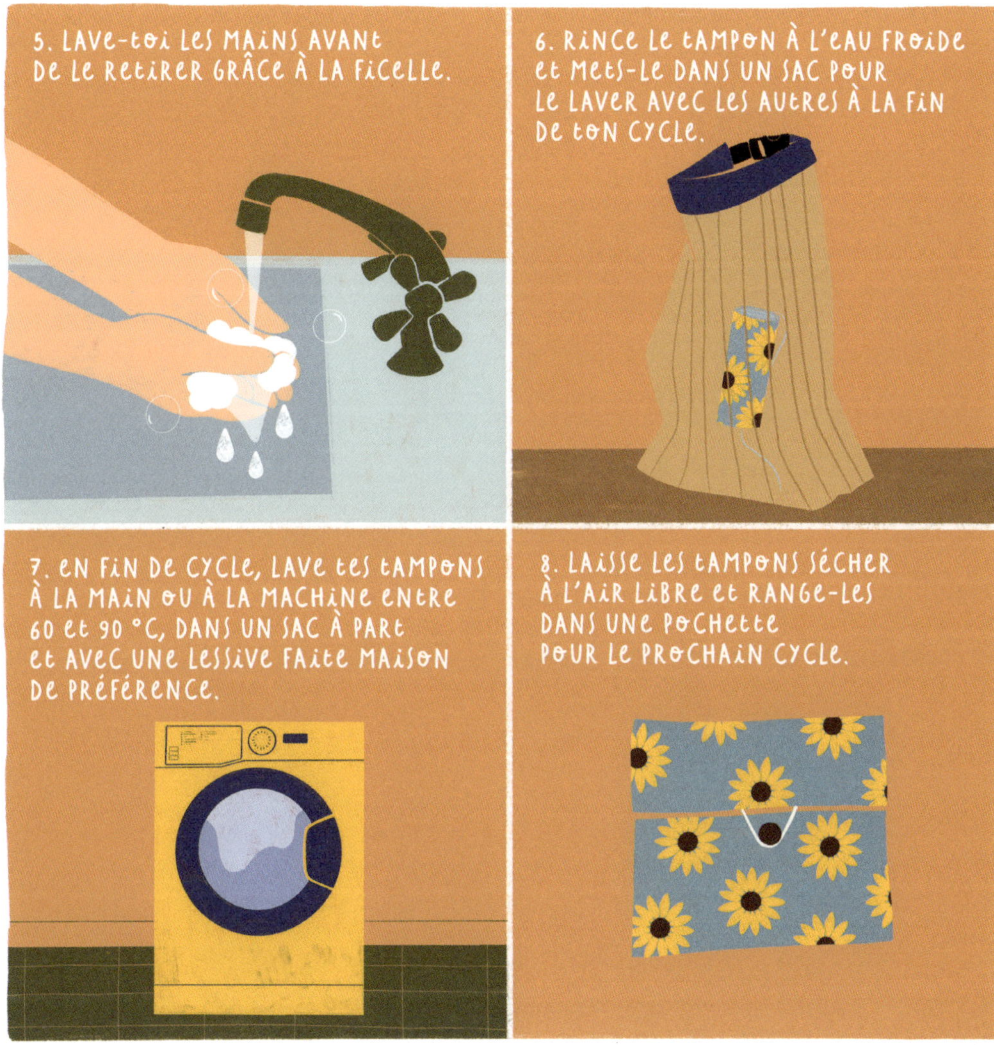
5. LAVE-TOI LES MAINS AVANT
DE LE RETIRER GRÂCE À LA FICELLE.
6. RINCE LE TAMPON À L'EAU FROIDE
ET METS-LE DANS UN SAC POUR
LE LAVER AVEC LES AUTRES À LA FIN
DE TON CYCLE.
7. EN FIN DE CYCLE, LAVE TES TAMPONS
À LA MAIN OU À LA MACHINE ENTRE
60 ET 90 °C, DANS UN SAC À PART
ET AVEC UNE LESSIVE FAITE MAISON
DE PRÉFÉRENCE.
8. LAISSE LES TAMPONS SÉCHER
À L'AIR LIBRE ET RANGE-LES
DANS UNE POCHETTE
POUR LE PROCHAIN CYCLE.

Culotte menstruelle

Composition
D'une culotte menstruelle

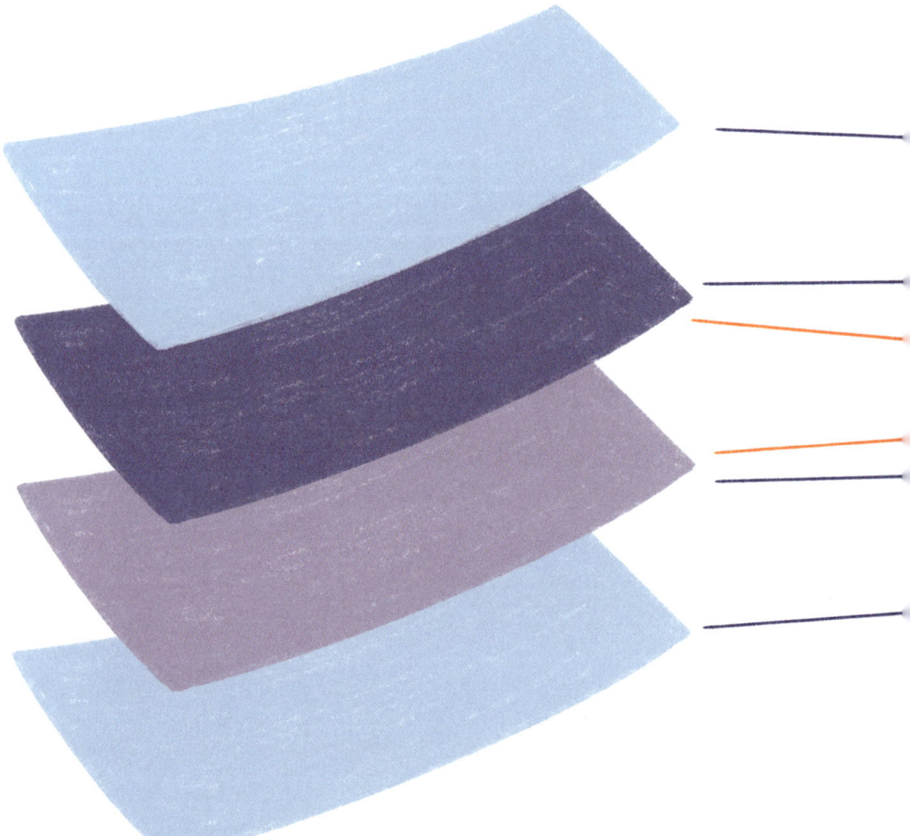

C'est le fond de la culotte

qui change d'une culotte habituelle.
La plupart du temps, il y a quatre couches de tissus qui assurent l'absorption du sang et l'imperméabilité du sous-vêtement.

---

tissu de la culotte

souvent en coton Bio GOTS*

partie absorbante

en bambou ou Tencel**

certifiées oeko-tex***

partie imperméable et respirante

en polyester et PUL****

tissu de la culotte

souvent en coton Bio GOTS

---

* Bio GOTS : ce label garantit un faible impact environnemental en limitant l'utilisation de produits chimiques.

** Tencel : tissu micro-éponge issu de l'eucalyptus et qui sert d'absorbant.

*** oeko-tex : ce label assure que les tissus sont sans produits toxiques pour le corps ou pour l'environnement.

**** PUL : le polyuréthane laminé est imperméable et empêche les fuites.

Point PRATIQUE

35 €

C'est l'ordre de prix d'une culotte menstruelle.
Tu peux avoir des prix réduits si tu les prends en lot.
À l'inverse, si tu veux soutenir une petite marque française, les prix peuvent monter.

PROTECTION PÉRIODIQUE EXTERNE

Elle absorbe ton sang et tu n'as pas besoin d'insérer quoi que ce soit dans ton vagin !

Aucun risque de choc toxique*.

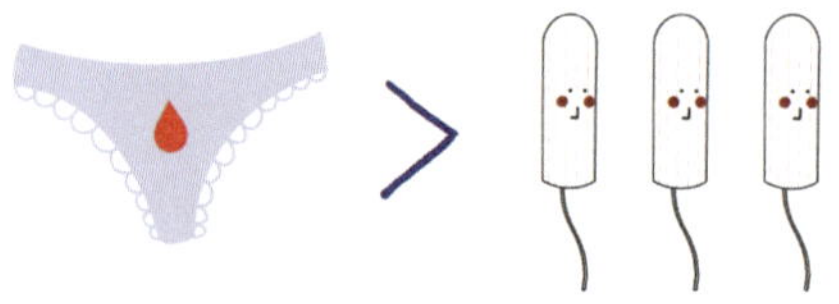

Il existe des modèles de culottes très absorbantes, par exemple le modèle « Nuit » de la marque So Cup. Ces modèles peuvent être utilisés en post-partum. Pratique !

3 À 5 ANS

Tu peux garder ta culotte menstruelle entre 3 et 5 ans.

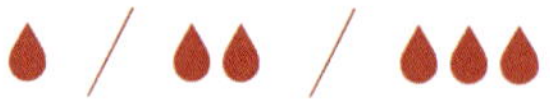

Il existe divers modèles de culottes en fonction de ton flux : léger, abondant et même hémorragique.

34 À 48
XS À XL

Les culottes menstruelles offrent souvent un large choix de tailles.

*SYNDROME DU CHOC TOXIQUE : maladie infectieuse rare liée au fait de garder une protection périodique interne trop longtemps. Plus d'explications page 146.

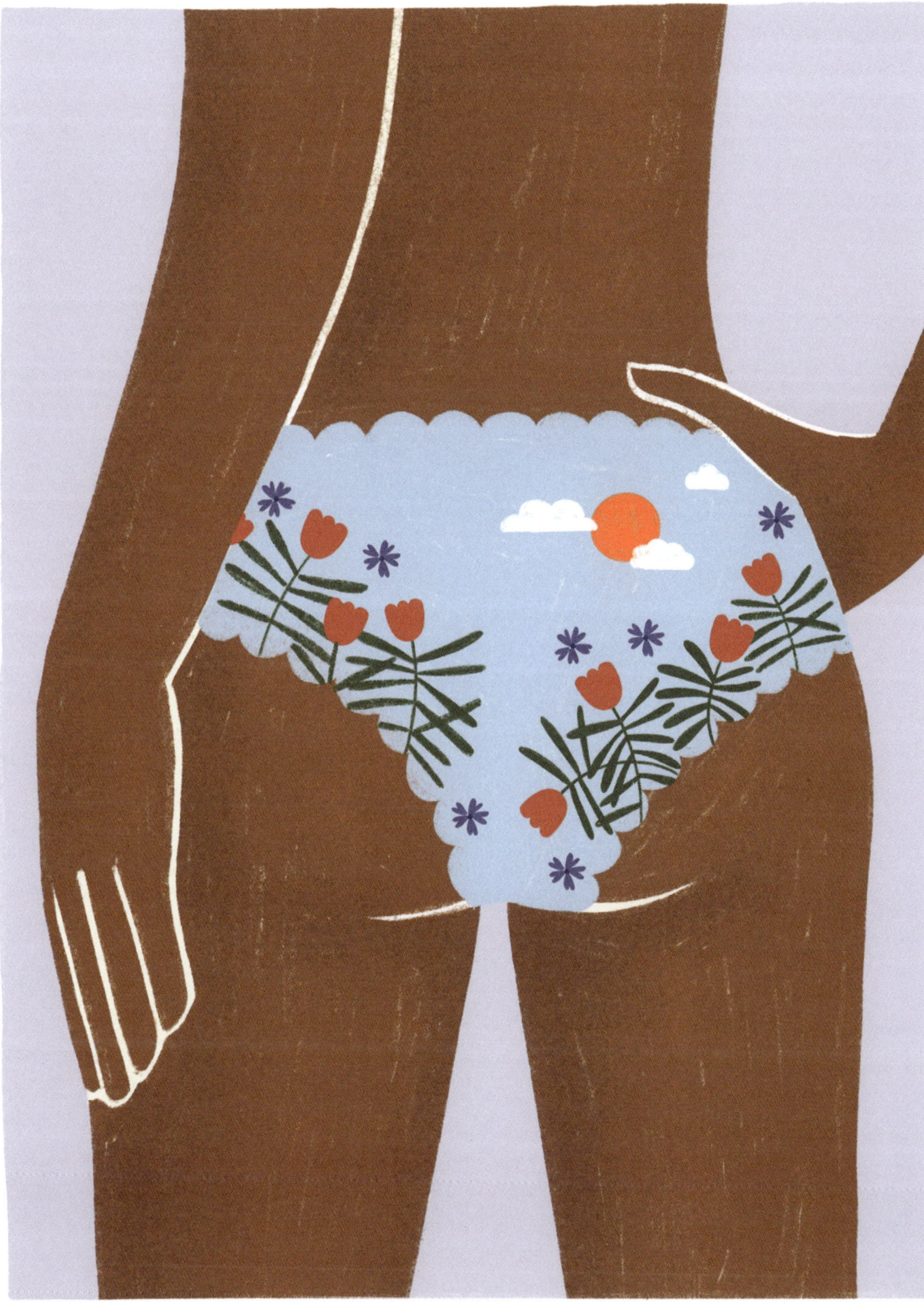

CLAIRE, 21 ANS : LES CULOTTES TACHÉES, C'EST FINI !

Depuis mes 13 ans, j'ai toujours utilisé des tampons. Je mettais aussi des serviettes quand c'était la fin de mes règles ou quand elles étaient peu abondantes. Mais l'impression d'avoir une couche pas très bien fixée ou pas bien mise dans la culotte, la sensation d'humidité et le fait de ne pas pouvoir mettre mes belles culottes ou strings parce qu'il y a toujours de petites fuites qui tachent n'étaient pas très réjouissants. À un moment, j'en ai eu marre de détruire mes culottes et j'ai aussi eu envie d'essayer autre chose. J'ai vu une pub sur Instagram pour un lot de trois culottes de règles. J'ai regardé les avis, des vidéos de filles qui témoignaient et, franchement, ça m'a donné envie !

> « *À un moment, j'en ai eu marre de détruire mes culottes.* »

> « *J'ai changé pour la nuit, et le matin, c'était nickel ! Zéro tache de sang sur les draps !* »

Mes petites culottes sont arrivées, j'en ai enfilé une : douce, fine, à première vue très bien ! J'ai fait ma vie avec toute la journée, en mode test (c'était pendant le confinement n° 1 donc pas grave si le test échouait) et, en réalité, je n'y ai pas pensé de la journée. Tout a bien été absorbé, sauf pour les gros caillots épais qui ont pris plus de temps. En fin de journée, j'ai quand même dû la changer : elle était pleine et cela commençait à être désagréable. J'ai changé pour la nuit, et le matin, c'était nickel ! Zéro tache de sang sur les draps ! Au final, je trouve que c'est bien pour le début ou la fin des règles, quand le flux n'est pas trop abondant, et pour dormir aussi, car le flux est moins important la nuit, en général. Parfois, j'ai peur que cela fuie, donc je mets un tampon en plus de la culotte. Je me sens deux fois plus safe ! Au revoir la parano de : « Est-ce que j'ai une tache aux fesses, là ? »

“

J’ai trois culottes de règles, mais pour tout le cycle, je pense qu’il en faut plus.

”

J’ai trois culottes de règles, c’est suffisant pour mon utilisation, mais si on veut les mettre toute la journée et une autre la nuit, je pense qu’il en faut plus. Il faut d’abord les laver à la main pour enlever le plus gros, puis les mettre à la lessive et on ne fait évidemment pas de machines deux fois par jour juste pour les culottes de règles… Donc il en faut quand même pas mal pour amorcer tout un cycle.

Je ne comprends pas pourquoi le tabou autour des règles persiste. Même si cela évolue, les règles dégoûtent encore trop de monde, alors que, quand tu saignes du nez, personne n’est choqué, si ? Je pense que, plus on en parlera avec aisance, plus ce sujet deviendra normal, alors *go* !

Une autre utilisation de la culotte de règles : quand j’ai dû mettre un ovule (médicament pour soigner une mycose) un soir de règles, je ne pouvais pas mettre un tampon ou une cup en plus. Du coup, ma culotte était vraiment la bonne idée et j’étais très heureuse de dormir sans avoir à me préoccuper de cela.

“

Une autre utilisation de la culotte de règles : quand j’ai dû mettre un ovule un soir de règles.

”

Formes & MARQUES

1

REPEAT
Son atout, c'est le prix : 39 € les trois.

2

AGLAÉ
Des culottes à froufrous et à motifs fleuris.

3

MALUCETTE
Un tanga menstruel !

4

SO'CUP
Un modèle spécial « nuit » pour les flux hémorragiques.

5

FEMPO
Efficacité d'absorption au top ! Des modèles boxers, shorts, et même des maillots de bain !

6

ÉLIA LINGERIE
Cette marque porte son engagement dans la qualité des produits.

7

BLOOMING
Un large choix de tailles (même du 14 ans) et c'est la première marque à être distribuée dans les grandes enseignes (Auchan, E.Leclerc, Monoprix...).

8

MOODZ
a un fort engagement *bodypositive*.

9

MY HOLY
Les modèles sont variés et pour tous les flux.

10

POURPRÉES
Sa signature : la dentelle.

11

RÉJEANNE
Une culotte très confortable, tout en restant jolie.

IL EXISTE DES MARQUES QUI FONT DES MAILLOTS DE BAIN SPÉCIALEMENT POUR LES MENSTRUES. CELA T'ASSURE DE NE PAS TACHER TON JOLI MAILLOT SI TU PORTES UNE PROTECTION INTERNE OU EN DÉBUT OU FIN DE MENSTRUES.

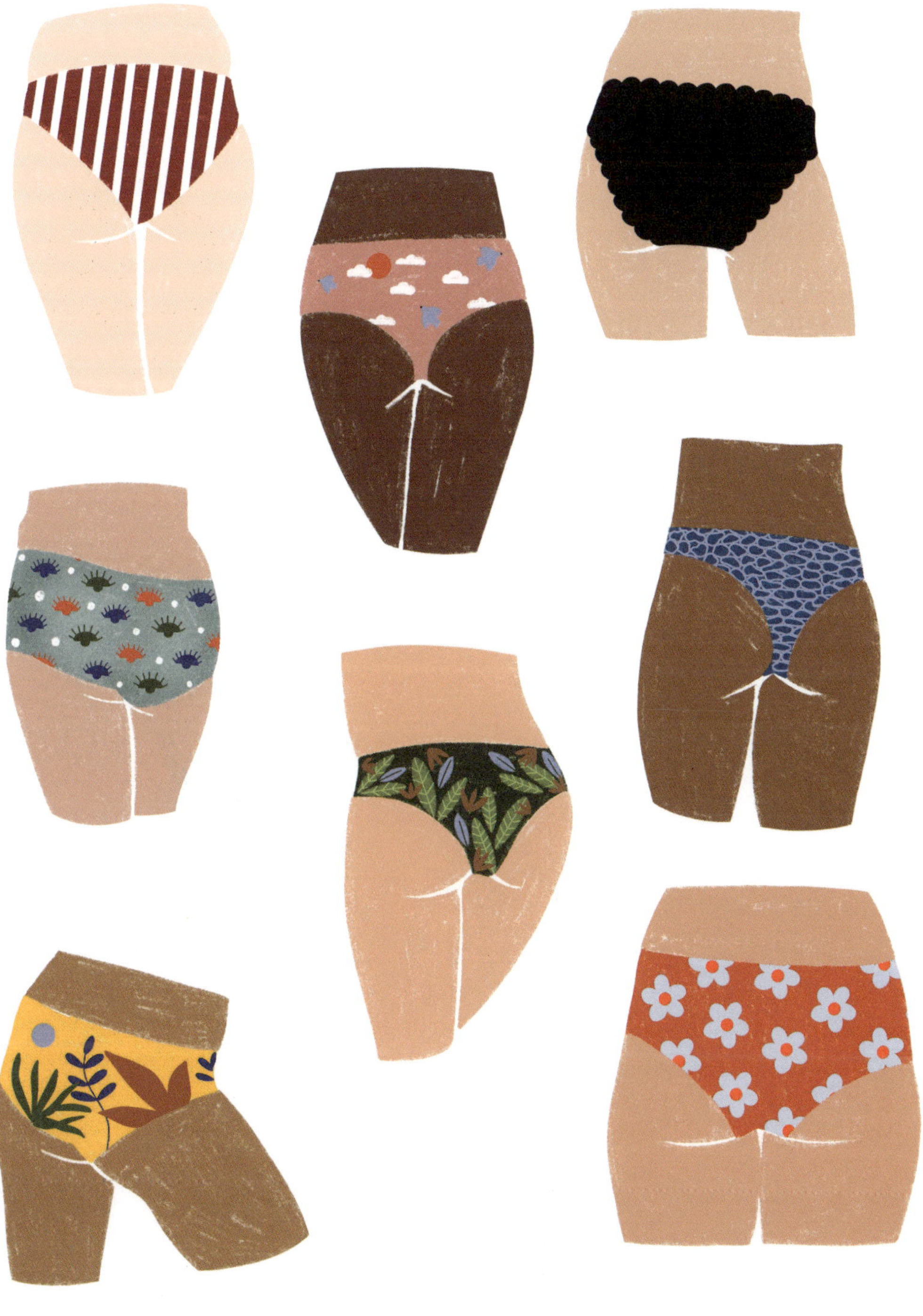

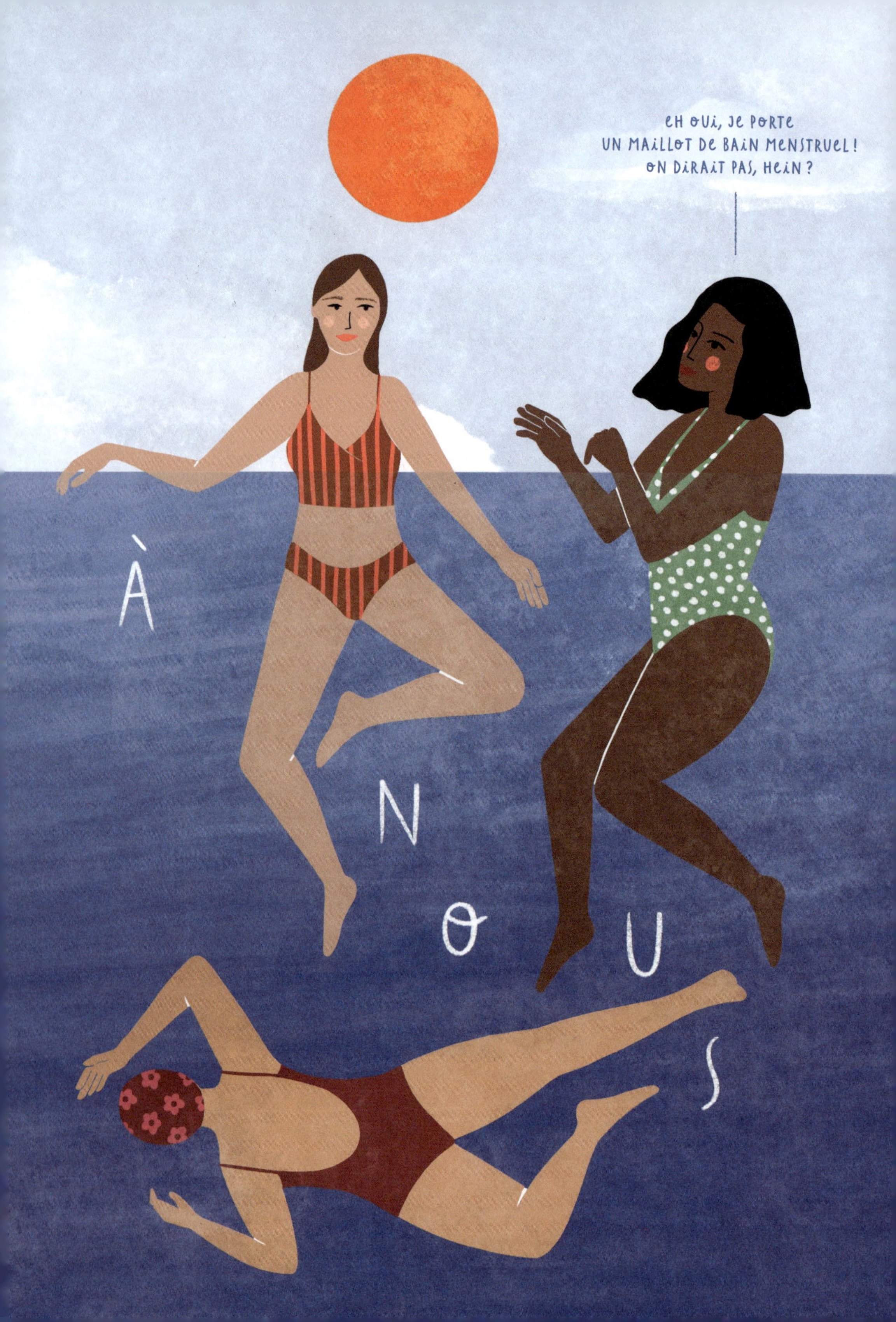
EH OUI, JE PORTE
UN MAILLOT DE BAIN MENSTRUEL !
ON DIRAIT PAS, HEIN ?
À NOUS

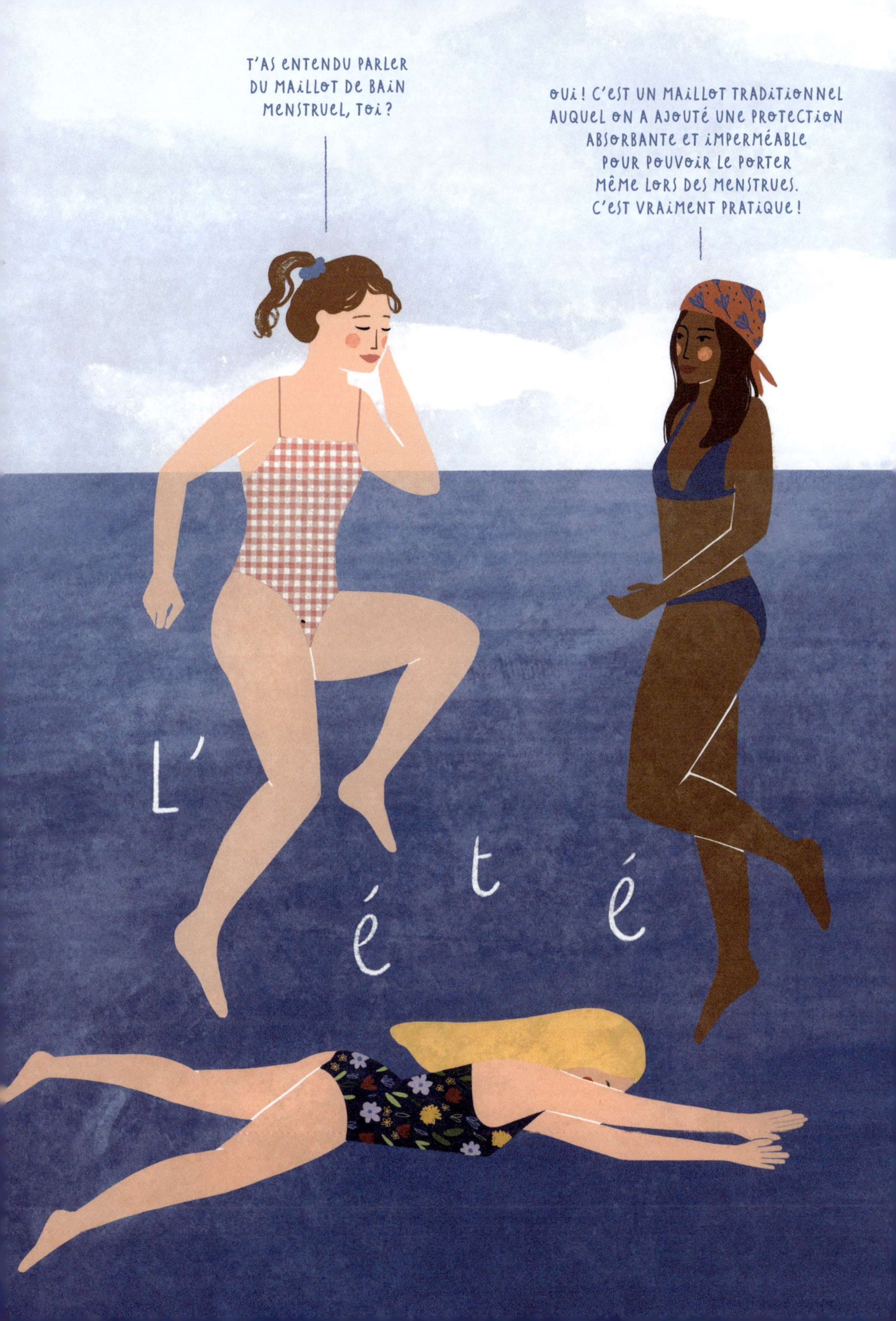
T'AS ENTENDU PARLER DU MAILLOT DE BAIN MENSTRUEL, TOI ?
OUI ! C'EST UN MAILLOT TRADITIONNEL AUQUEL ON A AJOUTÉ UNE PROTECTION ABSORBANTE ET IMPERMÉABLE POUR POUVOIR LE PORTER MÊME LORS DES MENSTRUES. C'EST VRAIMENT PRATIQUE !
L'été

Mode d'emploi

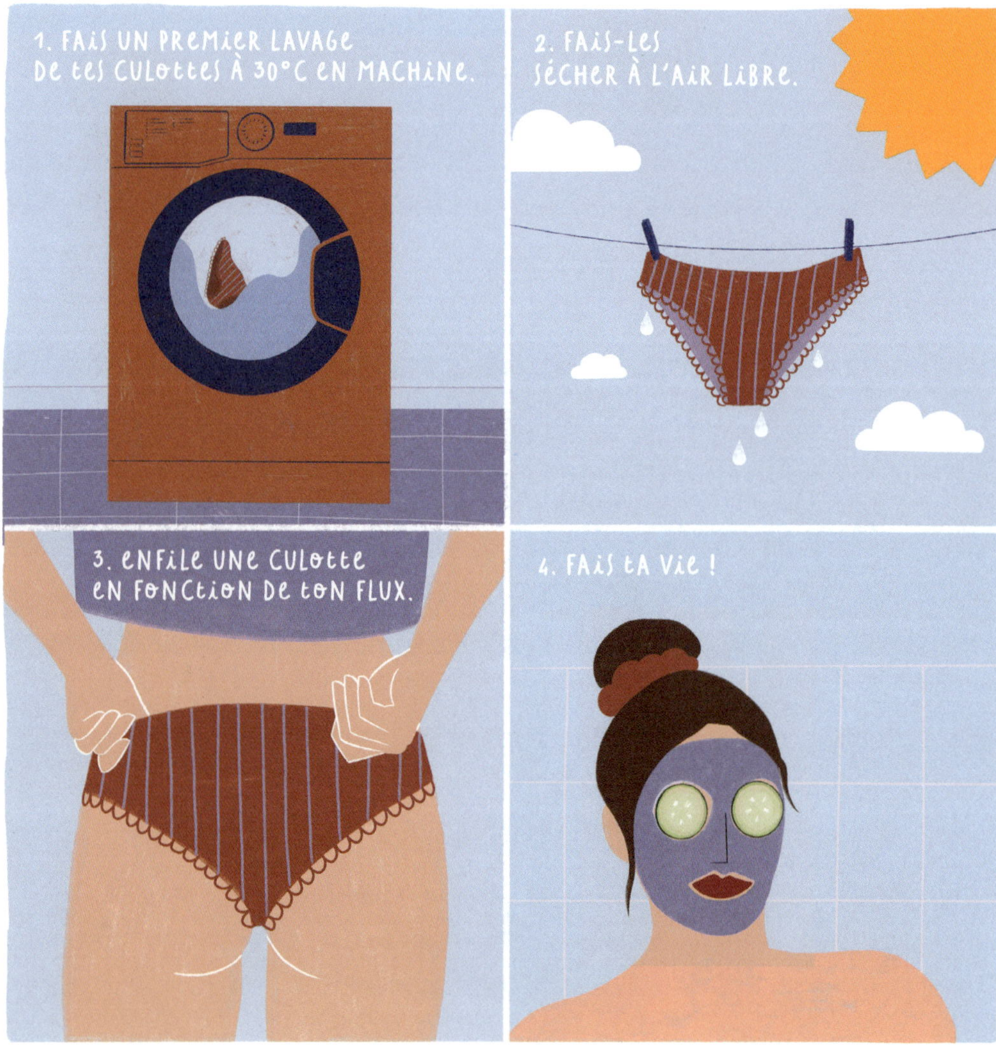
1. Fais un premier lavage de tes culottes à 30°C en machine.
2. Fais-les sécher à l'air libre.
3. Enfile une culotte en fonction de ton flux.
4. Fais ta vie !

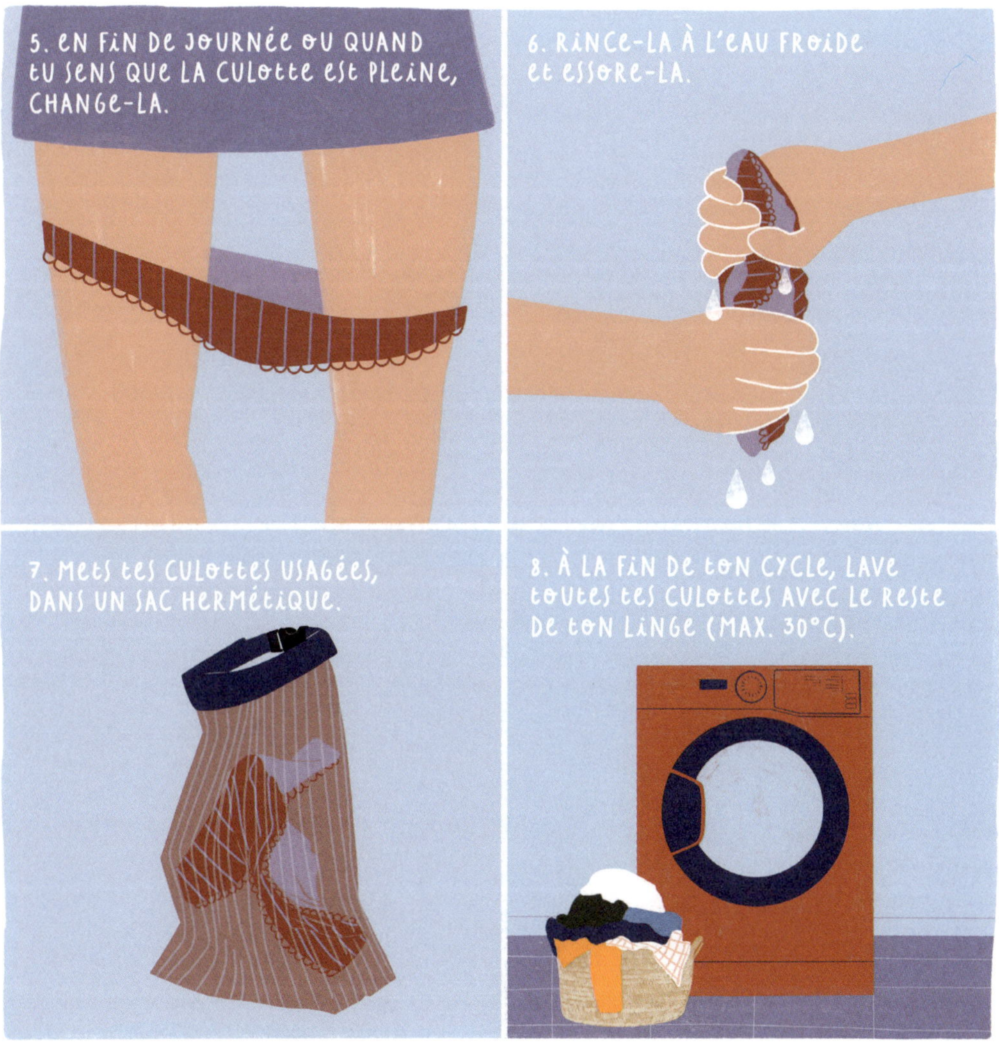
5. EN FIN DE JOURNÉE OU QUAND TU SENS QUE LA CULOTTE EST PLEINE, CHANGE-LA.
6. RINCE-LA À L'EAU FROIDE ET ESSORE-LA.
7. METS TES CULOTTES USAGÉES, DANS UN SAC HERMÉTIQUE.
8. À LA FIN DE TON CYCLE, LAVE TOUTES TES CULOTTES AVEC LE RESTE DE TON LINGE (MAX. 30°C).

SERVIETTE LAVABLE

Composition
D'UNE SERVIETTE LAVABLE

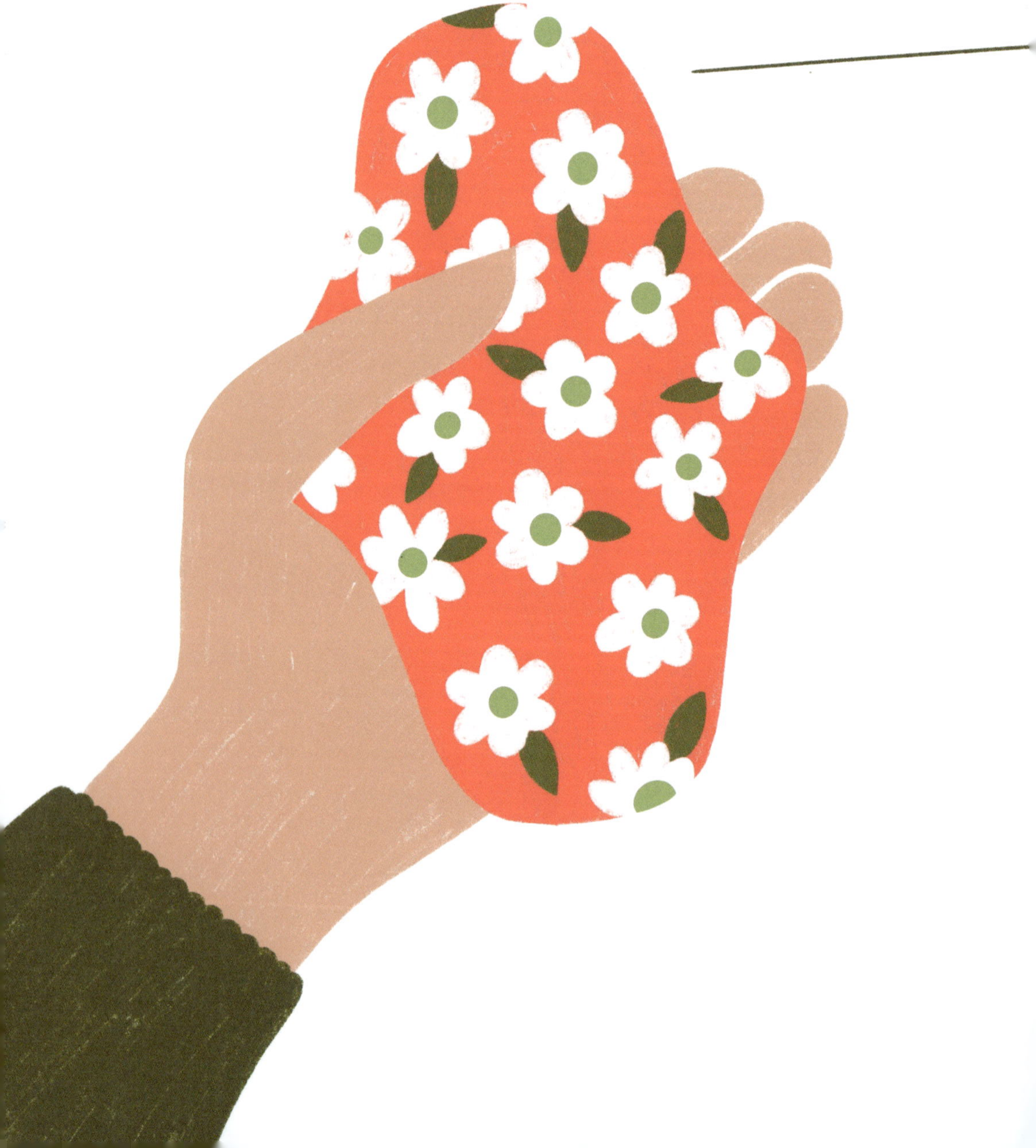

LA SERVIETTE LAVABLE

est constituée de plusieurs couches de tissus, comme la culotte menstruelle.

Il y a une première couche douce, puisqu'elle est en contact direct avec la vulve. Cette couche laisse passer les fluides tout en étant confortable. Elle est par exemple faite de fibres de charbon de bambou chez La bande à Anna (aspect velours), mais elle peut aussi être en coton.

Puis, il y a une partie absorbante composée d'une seule couche (microfibre ou tissu éponge) pour les protège-slips, et de deux couches pour les serviettes adaptées aux flux moyen ou abondant.

Enfin, il y a une couche anti-fuites. Cette partie contient un tissu en PUL qui lui confère un aspect imperméable.

Point PRATIQUE

10 - 20 €

C'est la fourchette de prix pour une serviette lavable. Les serviettes sont souvent vendues par lot de trois, par exemple avec un protège-slip, une serviette de jour et une serviette de nuit.

UNE DIZAINE

Pour un cycle, tu peux compter une dizaine de serviettes lavables. À toi de tester en fonction de ton cycle et de ton flux.

La serviette lavable est pratique en complément de la cup, lorsque tu es au début ou à la fin de ton cycle, pour éviter de tacher ta culotte ou de continuer à insérer la cup dans ton vagin pour si peu de sang.

Les pressions sur les rabats de la serviette permettent de bien la maintenir à la culotte.

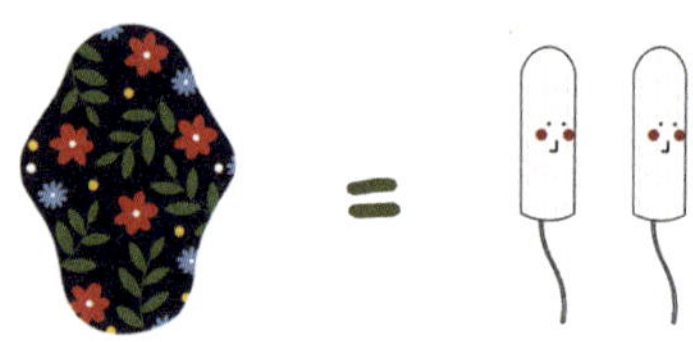

Une serviette pour flux abondant a une absorption équivalente à deux tampons.

ULTRA SIMPLE D'UTILISATION

Comparée à la culotte, il est plus facile de changer rapidement de serviette, sans enlever ses collants ou son pantalon.

ZÉRO ODEUR

Aucune odeur ne s'échappe des serviettes ! L'air circule tout en te gardant au sec.

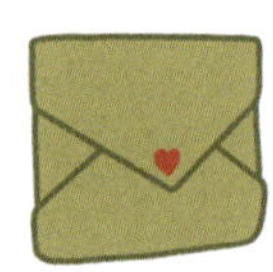

Elles sont trop mignonnes, avec leurs jolis motifs. Le pliage en forme de petite enveloppe est très facile pour la ranger en attendant de la mettre à la machine à laver.

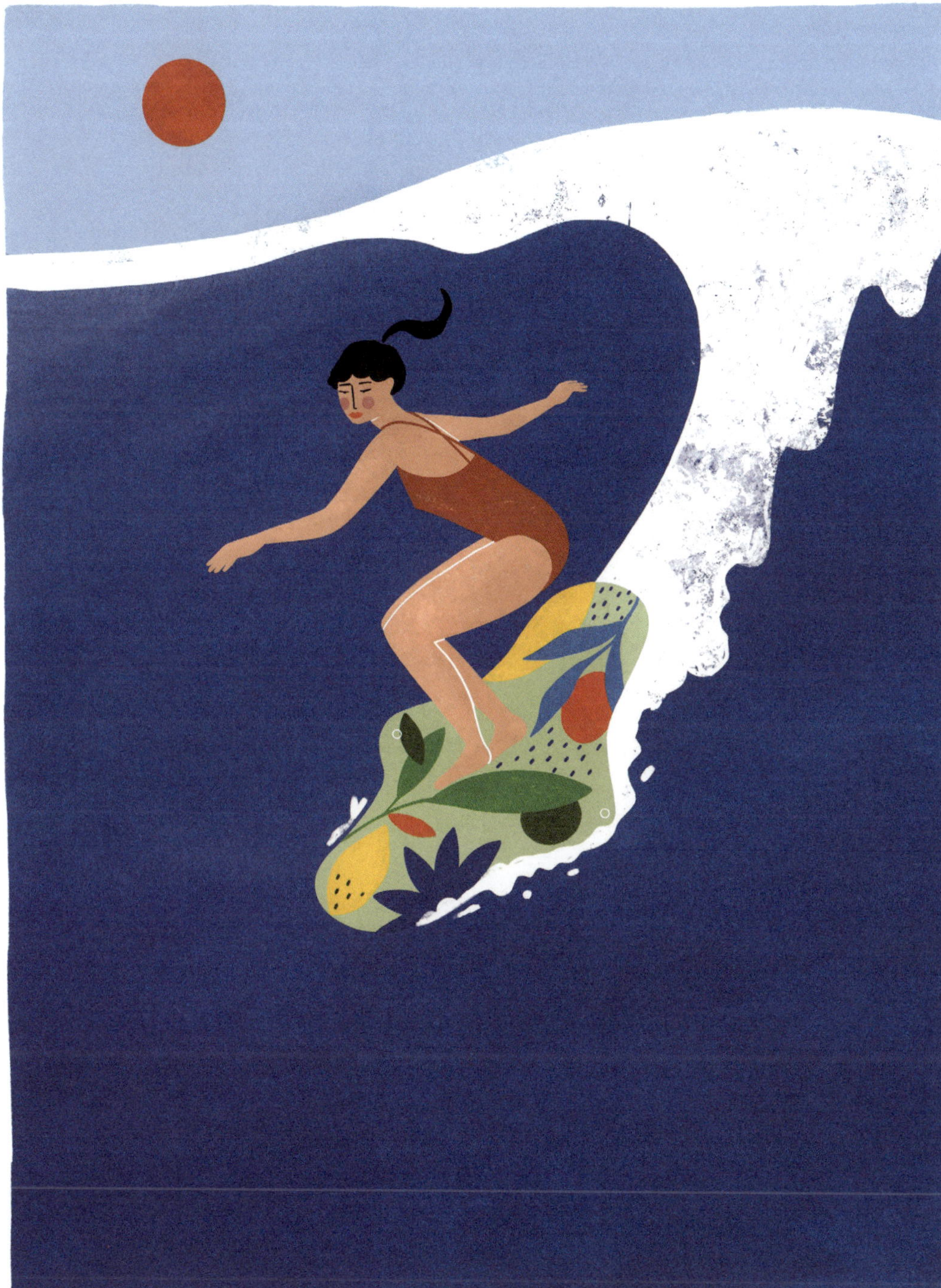

Florence, 59 ans : j'ai changé de protection grâce à mes filles

Je devrais bientôt être ménopausée, mais je n'en ai encore aucun signe. La ménopause, c'est la fin des règles, donc une certaine délivrance en ce qui me concerne, mais je n'en ai pas encore vu les effets : bouffées de chaleur, prise de poids, etc., donc, je ne dirai peut-être pas la même chose dans quelques temps.

> *La ménopause, c'est la fin des règles, donc une certaine délivrance.*

J'ai eu mes règles à 14 ans, le lendemain d'un accident de voiture. J'ai tout de suite utilisé des tampons sans difficulté. Ma mère en utilisait et elle m'a dit de me servir de la notice qui détaillait très bien leur utilisation. Je trouvais génial de pouvoir aller à la piscine ou de monter à cheval même en période de règles. Cela ne m'a jamais privée de rien. J'ai la chance de ne jamais avoir eu de gêne ou de maux de ventre pendant mes règles, même si l'abondance de mon flux fut extrêmement difficile à gérer à 36 ans, après la naissance de ma quatrième fille.

> *Deux tampons et une serviette ne me permettaient pas de tenir deux heures.*

En effet, après mon quatrième accouchement, mon flux était tellement abondant que deux tampons Super Plus et une serviette ne me permettaient pas de faire deux heures de cours sereinement. Ma gynécologue m'a alors proposé un DIU à la progestérone, qui a pour effet de diminuer ou d'arrêter les règles et de servir de contraception, et comme je ne voulais plus d'enfant, j'ai opté pour cette solution. J'ai continué pendant dix-sept ans avec des DIU, sans inconfort.

En ce qui me concerne, la seule difficulté que j'ai rencontrée était le changement, tous les cinq ans : après le retrait du premier, mon utérus se contractait tellement qu'il était impossible de poser le second. Il a donc fallu attendre le mois suivant. Mauvaise surprise lors de l'arrêt du DIU : des règles farfelues... Longues – trois semaines – ou courtes – deux jours –, espacées de trois à huit semaines... Bref, impossible à prévoir, et avec des flux très variables allant jusqu'au débordement : le bonheur !

“ *Mauvaise surprise lors de l'arrêt du DIU : des règles farfelues...* ”

“ *J'aime le confort des serviettes lavables et je me sens en sécurité.* ”

Aujourd'hui, j'utilise des serviettes lavables ; je ne me sers plus de tampons car ils ne tiennent pas, ils redescendent tout seuls et c'est très inconfortable ! J'aime le confort des serviettes lavables et je me sens en sécurité. Je m'y suis mise grâce à mes filles ! Je n'utilisais plus de protections périodiques, donc je n'ai pas suivi la tendance et, comme elles en parlaient, j'ai essayé. En plus, on commence à en voir dans le commerce et j'aime l'idée du recyclable.

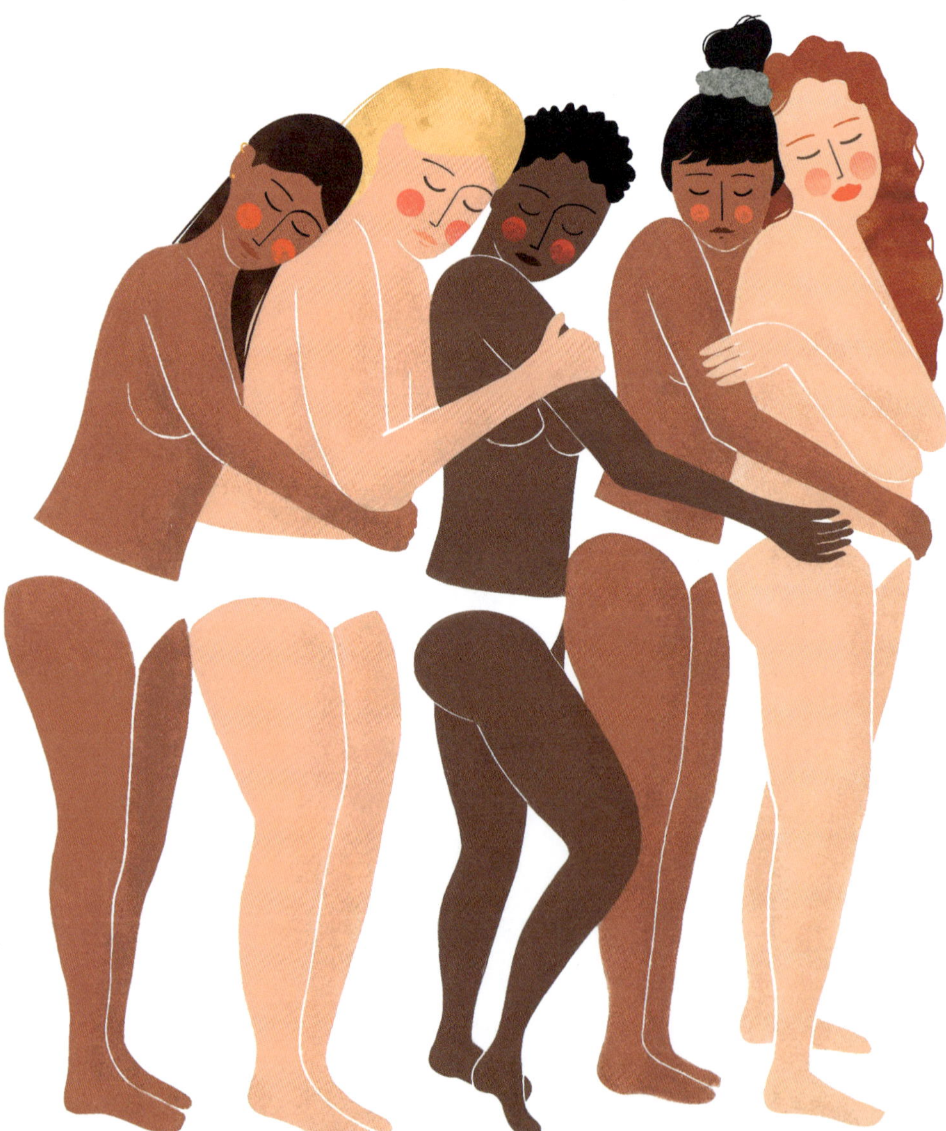

Côté entretien, je les rince à l'eau froide (l'odeur et le fait de les toucher ne me gênent pas, c'est mon sang), avant de les laver à 30 °C avec le reste du linge et de les laisser sécher à l'air libre. Je ne les mets pas au sèche-linge car je ne pense pas que ce soit indiqué et je trouve qu'elles sèchent rapidement. J'utilise deux ou trois serviettes par jour et une plus grosse (ou une culotte de règles) pour la nuit. Je les lave tous les deux jours. Je n'utilise plus que cela, sauf quand mon flux est très abondant. Il m'est arrivé une fois d'avoir une fuite : cela m'a rappelé mes premières règles, j'ai dû nouer un pull autour de ma taille pour cacher la misère. Que de souvenirs...

« Je n'utilise plus que cela. »

« Je veux parler de l'incontinence des femmes : ce n'est pas une fatalité ! »

Je tiens également à parler de l'incontinence des femmes... Bien entendu, je suis concernée et ce, depuis mes 36 ans. Tout d'abord, la rééducation du périnée est indispensable, notamment après les accouchements. Malheureusement, ce n'est pas toujours suffisant. Mon message : « L'incontinence n'est pas une fatalité ! » Il faut oser en parler. Pour ma part, j'ai été opérée par un urologue à qui j'en ai parlé et qui m'a posé des bandelettes (TOT) pour empêcher les fuites. C'est une opération bénigne, sous péridurale, qui a changé ma vie ! Parlez-en autour de vous, vous verrez le nombre de femmes concernées ! Merci pour elles !

Ta serviette faite maison :
ATELIER COUTURE

IL TE FAUT :

1

UN TISSU EN COTON BIO
pour l'extérieur de la serviette en contact avec la peau.

2

UN TISSU ÉPONGE BIO
pour l'insert absorbant.

3

UN TISSU EN PUL
pour la partie imperméable.

4

DES BOUTONS-PRESSION
pour maintenir la serviette sur ta culotte.

5

DU FIL
pour tout coudre ensemble.

6

DEUX FEUILLES BLANCHES
pour les patrons.

7

UNE MACHINE À COUDRE
parce que c'est plus simple !

8

UN CRAYON
pour dessiner les patrons.

9

UNE PAIRE DE CISEAUX
pour couper les tissus.

10

UNE SERVIETTE HYGIÉNIQUE
qui servira de modèle pour les patrons.

1

2

3

4

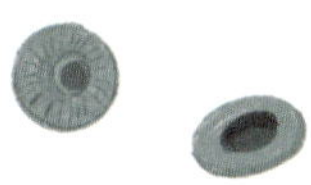

5

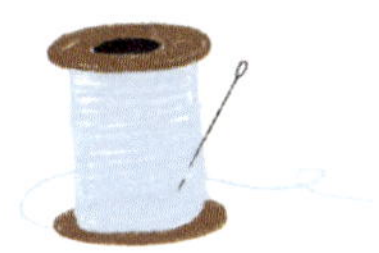

6

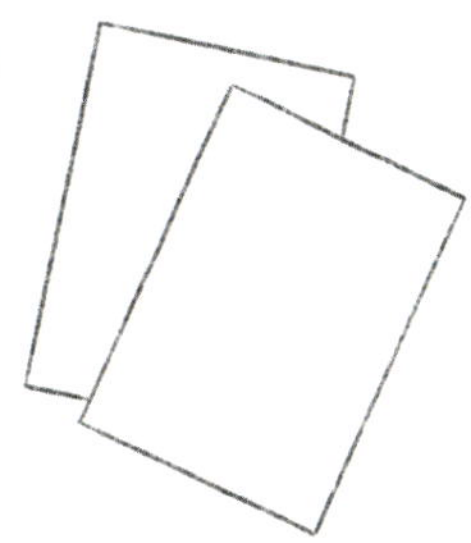

7

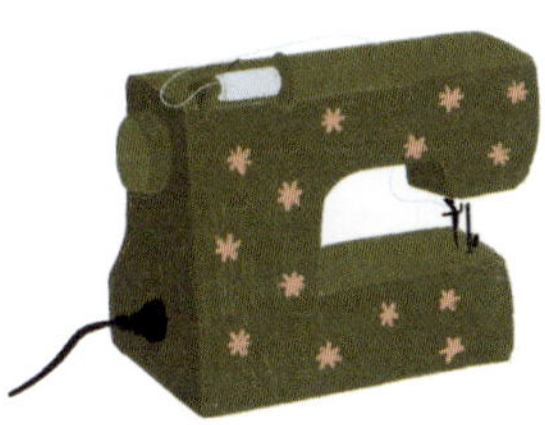

8

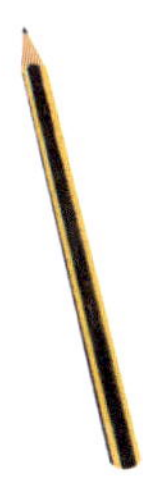

9

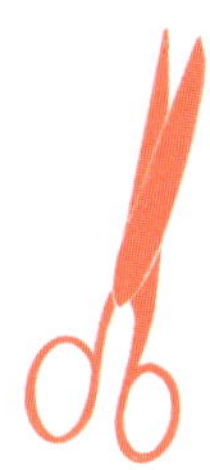

10

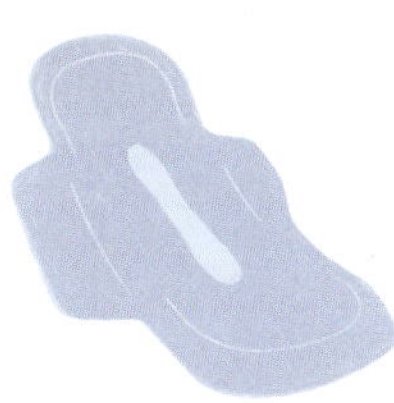

1.

Sur une feuille blanche, dessine le contour de la serviette hygiénique en ajoutant 1,5 cm de chaque côté des ailettes pour obtenir une largeur de 18 cm. Puis, découpe le patron.

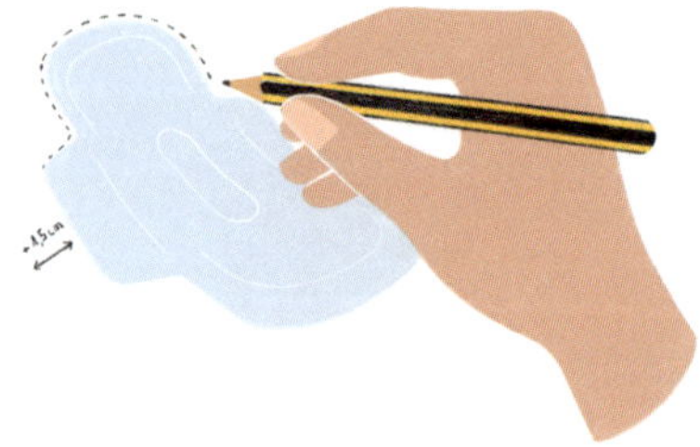

2.

Sur une deuxième feuille, dessine l'insert (soit la forme de la serviette sans les ailettes ni le pourtour d'environ 1 cm). Puis, découpe ce patron.

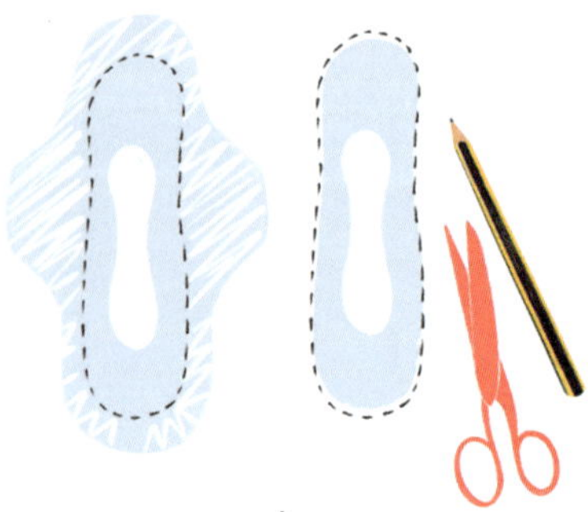

3.

Reporte l'insert sur le tissu éponge bio, puis découpe-le. Plus ton flux est abondant, plus le tissu doit être épais.

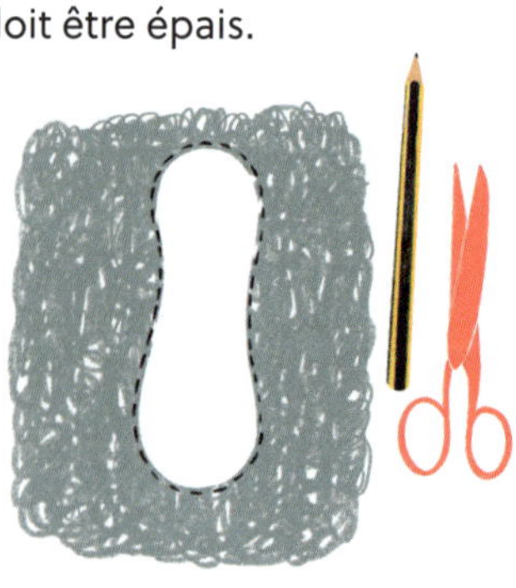

4.

Pour l'extérieur de la serviette, utilise le tissu en coton bio. Découpe la forme de la serviette à l'aide du patron (1), puis reporte l'insert (2) au crayon, au milieu de l'envers du tissu. Fais la même chose avec le tissu PUL.

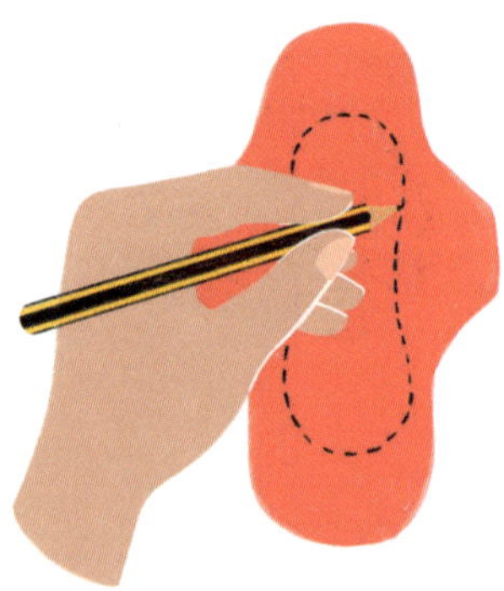

5.
Place l'insert sur l'emplacement dessiné sur le coton bio, puis couds-le.

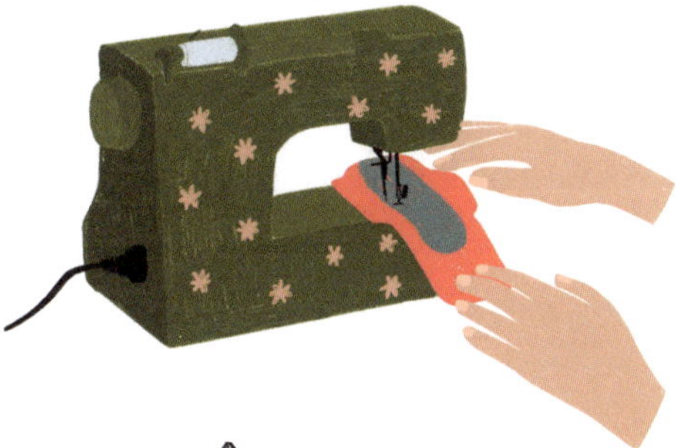

6.
Place le tissu PUL et le tissu coton bio « endroit contre endroit ». Puis, couds-les à 1 cm du bord tout en laissant une ouverture de 5 cm au bout de la serviette.

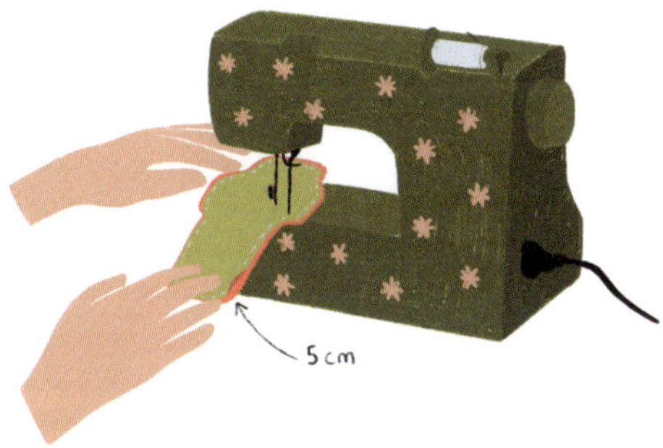

7.
Retourne l'ouvrage à l'aide de l'ouverture de 5 cm. Repasse-le pour aplatir le tout. Puis, termine la couture sur les 5 cm restants.

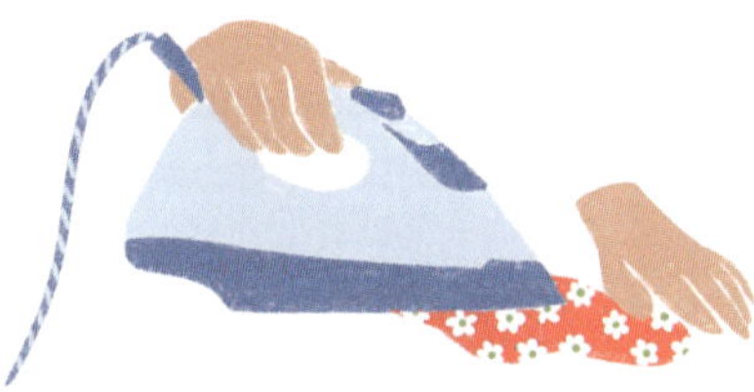

8.
Place les boutons-pression en simulant la fermeture sur ta culotte, pour repérer le bon emplacement.

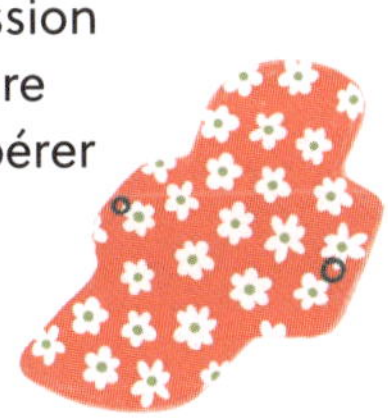

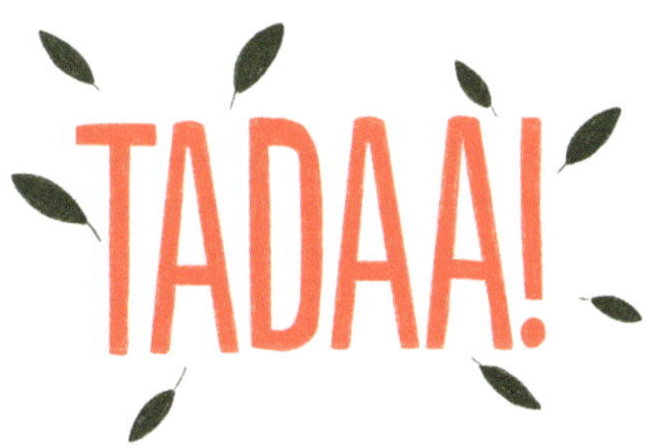

Formes & MARQUES

FORMES

1

PROTÈGE-SLIP

Cette forme est utile quand tu es en début ou en fin de cycle, ou encore si tu as un flux léger. Souvent, il n'y a qu'une seule couche absorbante.

2

SERVIETTE DE JOUR

Cette serviette absorbe bien les flux abondants.
Tu peux l'utiliser en journée et en avoir plusieurs pour en changer.

3

SERVIETTE DE NUIT

Cette forme de serviette est spécialement adaptée pour la nuit, puisqu'elle est longue et large, et évite donc toute fuite, même pour les flux très abondants !

MARQUES

AU FIL DE LO

C'est une petite marque française dont la créatrice s'est spécialisée dans une gamme de produits zéro déchet.

DANS MA CULOTTE

Une marque de plus en plus connue et qui collabore avec des illustrateurs ou illustratrices pour créer de magnifiques motifs.

PLIM

Une marque française qui prône le zéro déchet et qui confectionne des produits intimes utiles tout au long de la vie d'une femme (règles, incontinence, post-partum).

LA BANDE À ANNA

Des lots de serviettes hauts en couleurs, accessibles niveau prix, tout en certifiant une excellente qualité et une production française.

IMSE VIMSE

Cette marque défend la consommation durable en tant que norme et non comme une exception.
Sa gamme de produits est douce et sobre.

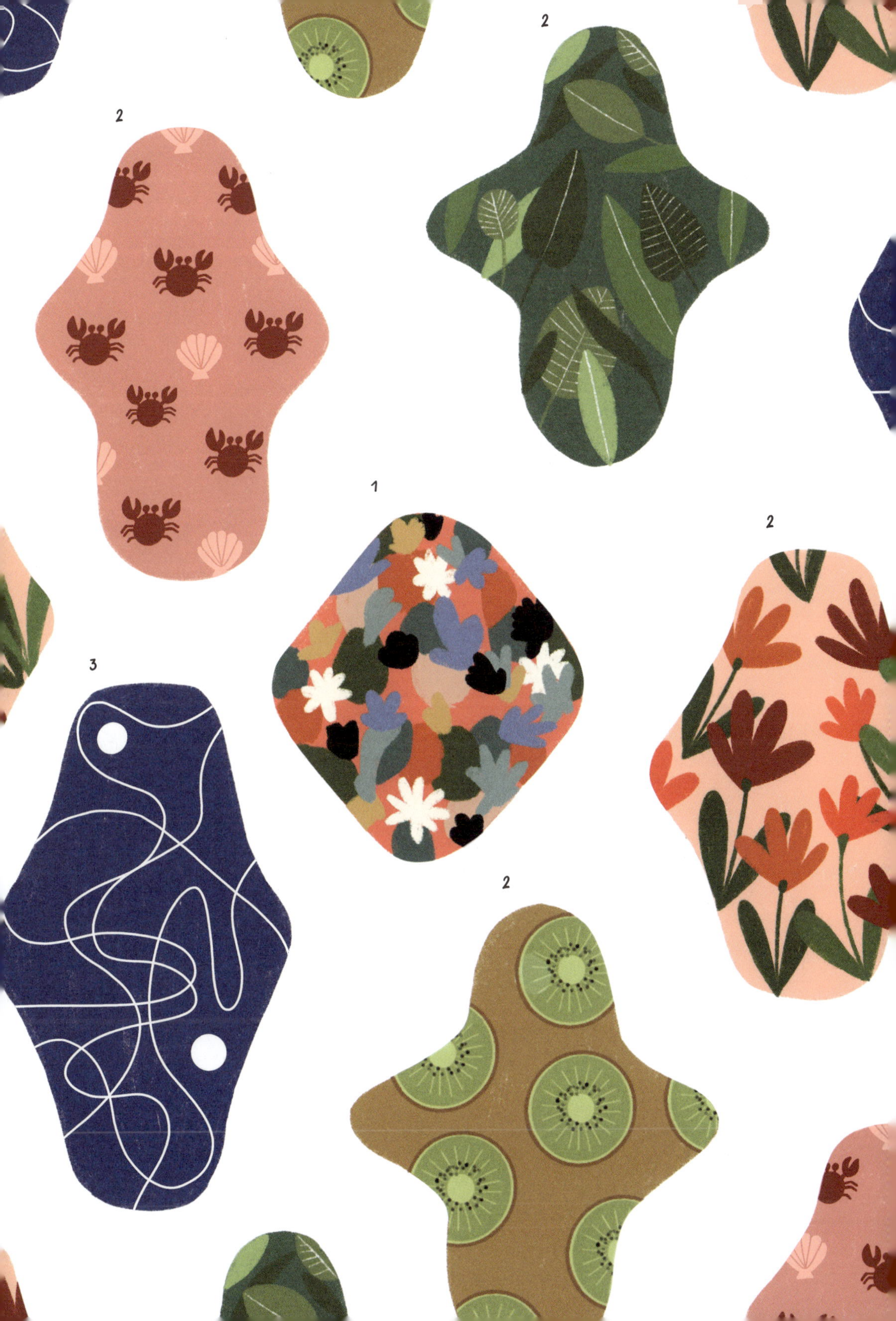
2
2
1
2
3
2

Mode d'emploi

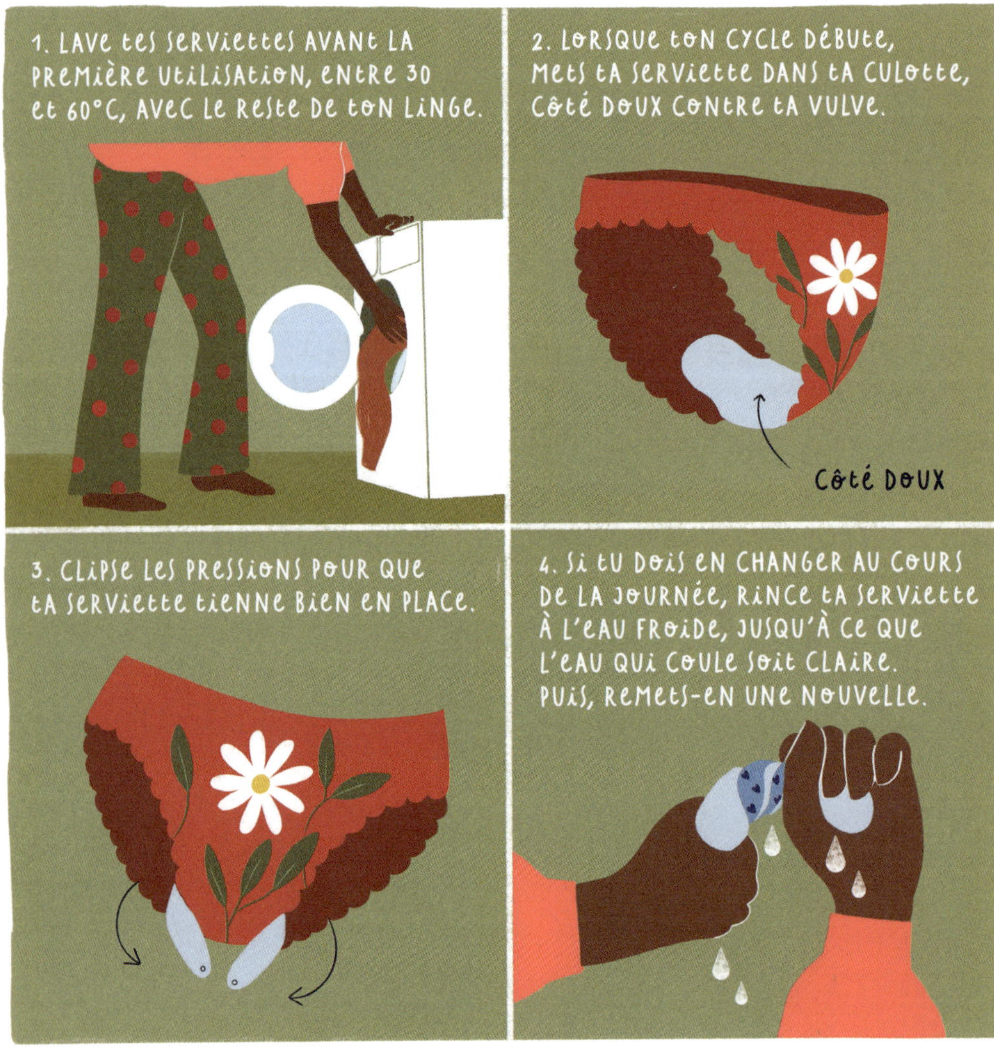
1. Lave tes serviettes avant la première utilisation, entre 30 et 60°C, avec le reste de ton linge.
2. Lorsque ton cycle débute, mets ta serviette dans ta culotte, côté doux contre ta vulve.
Côté doux
3. Clipse les pressions pour que ta serviette tienne bien en place.
4. Si tu dois en changer au cours de la journée, rince ta serviette à l'eau froide, jusqu'à ce que l'eau qui coule soit claire. Puis, remets-en une nouvelle.

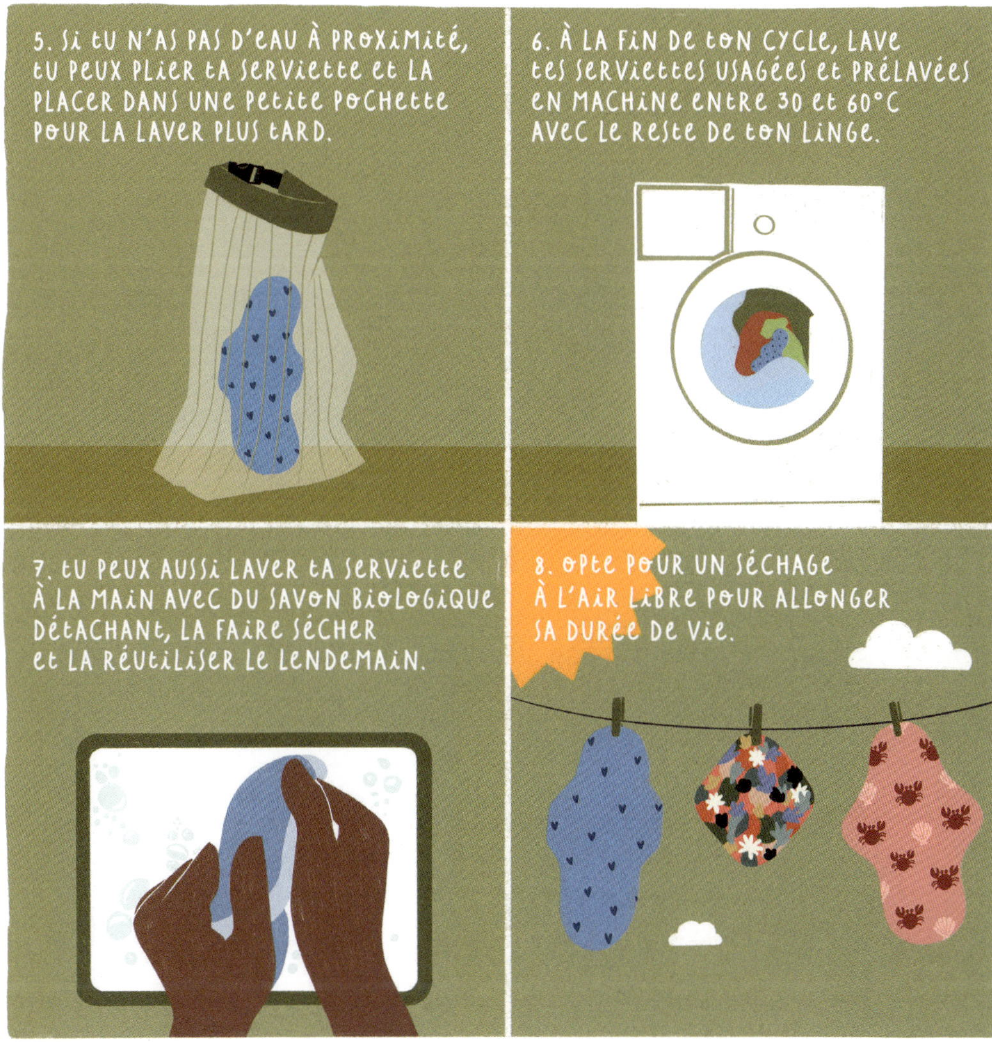
5. SI TU N'AS PAS D'EAU À PROXIMITÉ, TU PEUX PLIER TA SERVIETTE ET LA PLACER DANS UNE PETITE POCHETTE POUR LA LAVER PLUS TARD.
6. À LA FIN DE TON CYCLE, LAVE TES SERVIETTES USAGÉES ET PRÉLAVÉES EN MACHINE ENTRE 30 ET 60°C AVEC LE RESTE DE TON LINGE.
7. TU PEUX AUSSI LAVER TA SERVIETTE À LA MAIN AVEC DU SAVON BIOLOGIQUE DÉTACHANT, LA FAIRE SÉCHER ET LA RÉUTILISER LE LENDEMAIN.
8. OPTE POUR UN SÉCHAGE À L'AIR LIBRE POUR ALLONGER SA DURÉE DE VIE.

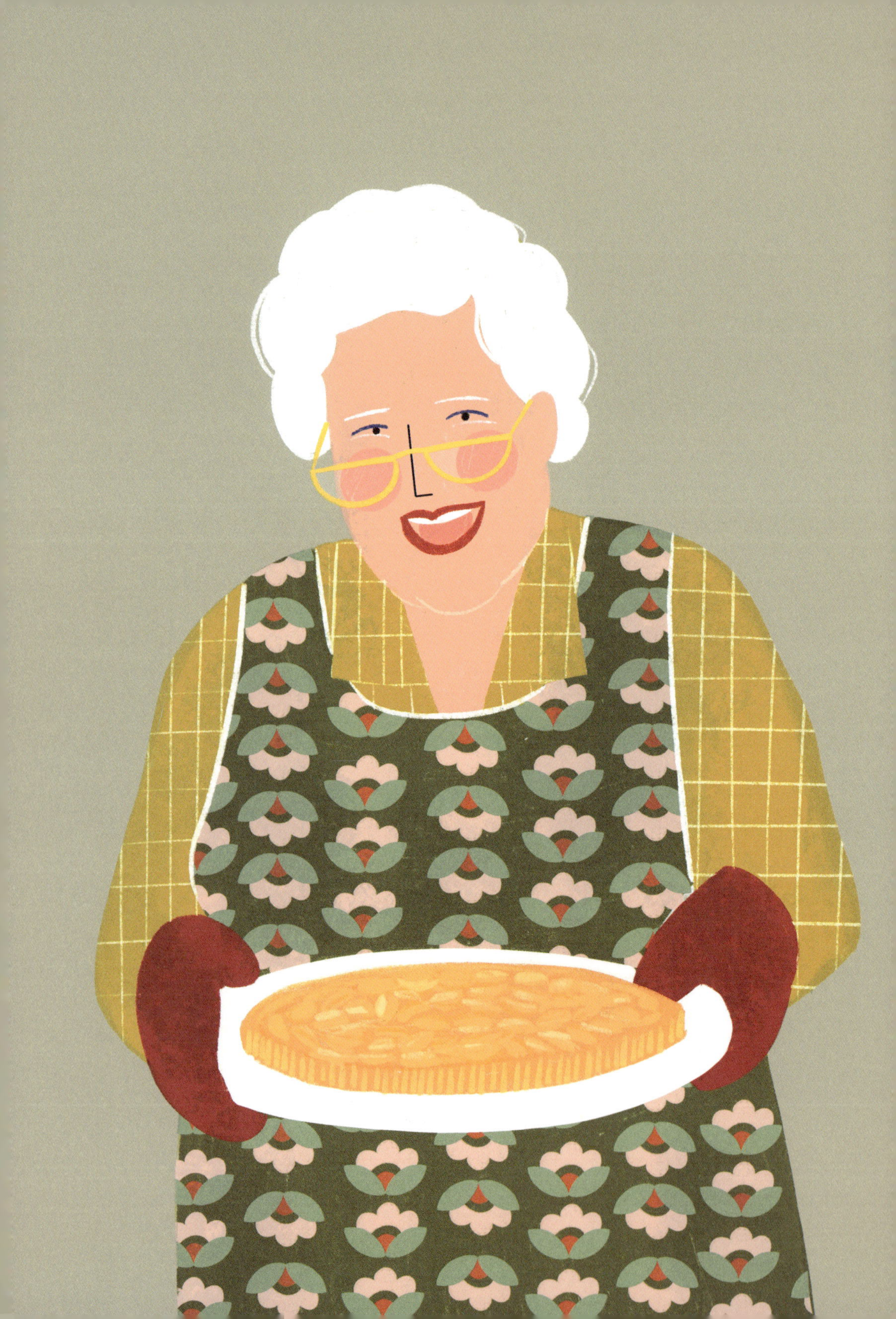

MAMIE LÉA, 89 ANS : IL Y A 70 ANS, C'ÉTAIT COMMENT ?

Quand on avait nos règles, on avait une ceinture élastique autour de la taille avec un anneau sur le devant, dans lequel on passait un linge. Il fallait en faire autant par-derrière. C'était large car on pliait ce linge, en matière serviette-éponge, en trois. Avec cette espèce de serviette, l'affaire n'était pas triste. On était équipées !

> *« On avait une ceinture élastique autour de la taille. »*

> *« Il n'y avait rien qui était fait ou vendu pour les règles. »*

Comme j'étais à l'internat et que l'on ne rentrait pas souvent, il fallait garder ces horreurs dans le placard. On les rinçait à l'eau froide avec du gros sel dedans, mais ce n'était nettoyé que quelques jours plus tard, lorsqu'on rentrait chez nous… Une fois chez mes parents, je les faisais bouillir. Rien n'était fait ou vendu pour les règles, on se débrouillait. Tout le monde avait ce genre de serviettes. T'imagines, j'avais 14 ans en ce temps-là. C'était il y a 75 ans !

Pour aller en gymnastique aussi, quelle comédie, il fallait se mettre en short ! On avait toujours peur qu'il y ait des fuites gênantes. Et un jour, j'ai bien eu cet accident ! On était en cours, je sentais que ça passait, que le sang coulait. Je me suis donc levée et j'en avais plein ma chaise. J'ai attendu que le cours se termine, j'ai laissé sortir tout le monde. Moi, je suis restée assise, évidemment, cachée. Alors la professeure m'a dit : « Mademoiselle, vous ne sortez pas ? » J'ai dit : « J'ai un problème, Madame, je sortirai quand vous serez partie. » Voilà. Elle avait compris.

> *« Et un jour, j'ai bien eu cet accident ! »*

“

Je me sentais fautive de quelque chose de naturel !

”

Une fois seule, je me suis levée, j'ai mis mon gilet autour de ma taille et j'ai nettoyé la chaise comme je pouvais avec mon mouchoir. Et puis, il a fallu que je déambule, que j'aille au secrétariat demander la clé du dortoir, l'autorisation d'aller me changer, s'il vous plaît. J'ai fait tout cela en me disant : « Ça ne va pas passer ! ». Je me sentais fautive de quelque chose de naturel !
Puis, je suis montée me mettre au propre. Après, je suis redescendue nettoyer un peu mieux ma chaise. La journée s'est terminée comme ça ! Avec les copines, on en a bien ri ! L'exploit du jour !

Ça, c'était pas drôle : il fallait prévoir. Va donc savoir, toi, si ça vient trop tôt ! Quand c'était à la date voulue, on s'harnachait à l'avance... Je notais les dates pour savoir.

Avec les copines, on en parlait ouvertement entre nous. « T'as tes ragnagnas ? », « Ah oui, oh la la, j'ai bien mal au ventre », et patati et patata. Entre nous, ce n'était pas tabou, mais il ne fallait pas en parler parce qu'on aurait cru que c'était une honte. Alors même que toutes les femmes vivent cela et que le monde ne serait pas le monde, si on n'avait pas ça !

“

Le monde ne serait pas le monde, si on n'avait pas ça !

”

“*Avec mon mari, j’en parlais aussi sans problème.*”

Avec mon mari, j’en parlais aussi sans problème. Mais il ne fallait pas qu’il se pointe quand je les avais. Passage interdit. J’étais chic, tiens ! Harnachée comme je l’étais ! Surtout que j’étais tellement malade que cela m’en aurait empêchée…

Si c’était tombé le jour de mon mariage, je n’aurais pas pu y aller ! Deux jours avant, c’était affreux, à vomir. J’étais obligée de rester toute la journée au lit, jusqu’à ce que ça débarque. C’était un vrai fléau. Après avoir eu mon fils, j’étais moins malade. Ça y avait mis de l’ordre, ou je ne sais quoi. Je ne restais plus au lit comme quand j’étais jeune fille. Alors, béni soit mon petit Pascal !

“*Deux jours avant, c’était affreux, à vomir.*”

FLUX INSTINCTIF LIBRE

Le flux instinctif libre, c'est quoi ?

Pratiquer le flux instinctif libre (FIL) consiste à ne pas utiliser de protections périodiques lors des menstrues. Il s'agit de contrôler l'écoulement du sang menstruel par la contraction du périnée, l'objectif étant de retenir le sang à l'intérieur du corps pour le déverser dans des toilettes (ou ailleurs) au moment voulu. Tu peux comparer cela au mécanisme de l'urine, qui diffère du flux instinctif par son fonctionnement inconscient et inné.

1. Le flux instinctif libre te demande une pleine conscience de ton corps et un entraînement pour pouvoir y parvenir.

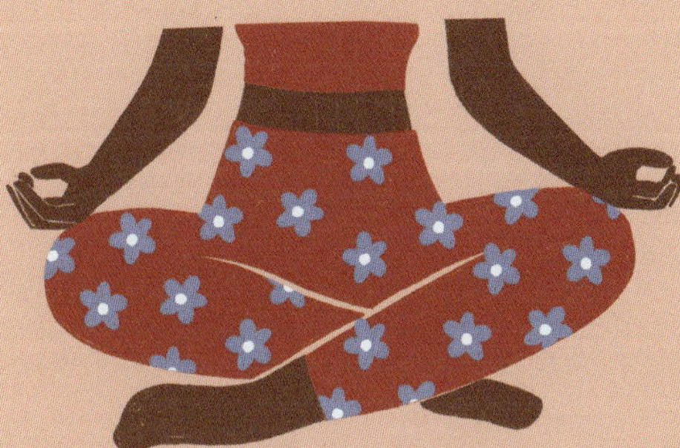

2. Pour t'entraîner, tu peux mettre une protection périodique externe et essayer de ne pas la tacher.

3. Quand tu bouges ou que tu es active, pense à contracter ton périnée pour retenir ton flux.

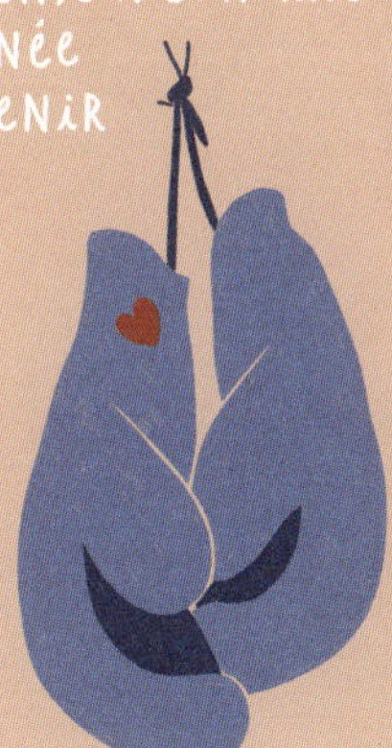

4. De temps en temps, en fonction de ton flux, va aux toilettes pour évacuer le sang. Pour cela, il te suffit de décontracter ton périnée !

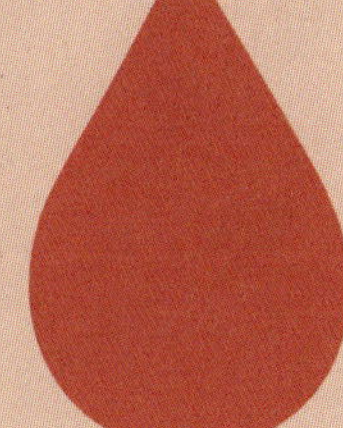

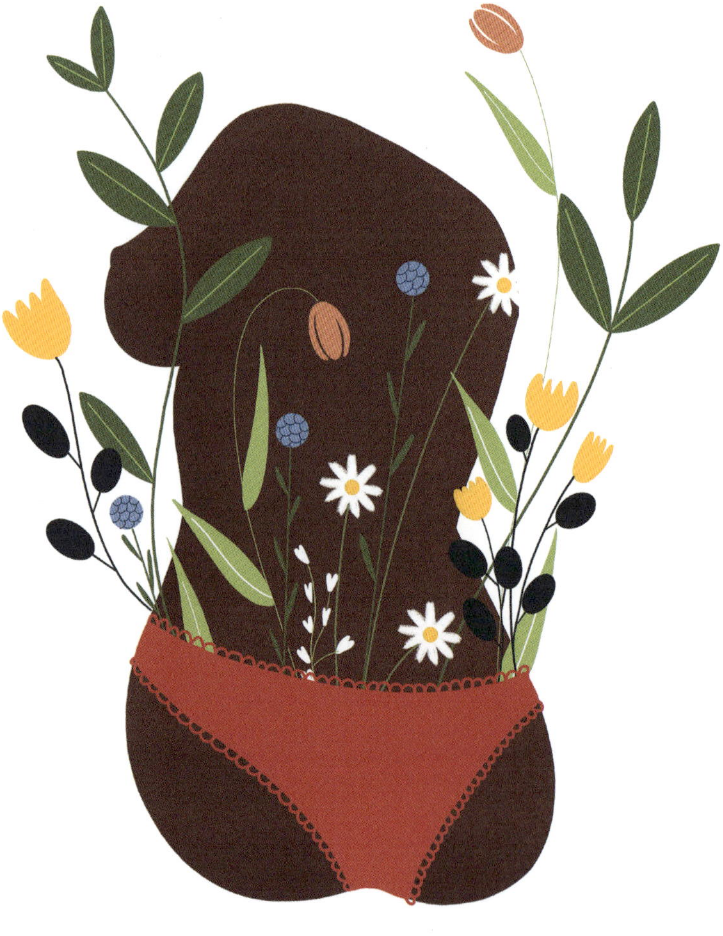

Lise, 27 ans : me challenger pour mieux me connaître

Le contrôle de l'écoulement du sang est opéré par la contraction volontaire du périnée, qui maintient le sang à l'intérieur des fornix vaginaux, pour ensuite l'évacuer aux toilettes. Il s'agit du même apprentissage que celui de se retenir d'aller faire pipi quand on est enfant, sauf que l'utérus n'est pas comme la vessie : il n'est pas équipé d'un sphincter contrôlable.

« *Le contrôle est opéré par la contraction volontaire du périnée.* »

« *Certaines vont avoir besoin de plus d'entraînement que d'autres.* »

Toutes les femmes, même celles qui ont des règles abondantes, pourraient utiliser cette méthode. Cependant, chaque corps est différent et a une histoire différente. Cette méthode ne fonctionnera pas pour tout le monde, pour la simple raison que nous avons toutes un périnée unique et musclé différemment. Certaines auront besoin de plus d'entraînement que d'autres afin de pouvoir vraiment bénéficier de tout le potentiel de la méthode. Cela dépendra surtout du fait d'avoir déjà eu un enfant ou pas, et de l'abondance du flux sanguin.

Selon la kinésithérapeute spécialisée en rééducation périnéale Mélissa Carlier : « La pratique du flux instinctif libre repose sur trois mécanismes : psychomoteur, sensoriel et musculaire. Toutes les femmes seraient capables de pratiquer le flux instinctif libre en activant ces trois mécanismes. »

Cette technique peut s'apprendre en quatre ou cinq cycles. Au départ, il est parfois nécessaire de se rendre aux toilettes toutes les dix minutes. L'apprentissage est progressif et passe par plusieurs étapes : amélioration du ressenti et augmentation progressive de la quantité de sang libérée aux toilettes. Au début de la pratique, le contrôle du flux passe par une prise de conscience de son corps pour devenir, au fur et à mesure des cycles, de plus en plus naturelle. Cette pleine conscience est nécessaire afin de contracter le périnée au bon moment (quand on se lève, quand on se penche...). Des écoulements peuvent arriver, mais ils sont en général très faibles. Il est néanmoins nécessaire d'avoir à sa disposition des toilettes pour évacuer le sang.

“ *Au départ, il est parfois nécessaire de se rendre aux toilettes toutes les dix minutes.* ”

“ *La culotte de règles, m'a changé la vie. Je la mettais en plus de ma cup.* ”

Comme beaucoup de jeunes filles, la première expérience des règles se fait avec des serviettes jetables. Ensuite, il y a le cap du tampon. Quelques années plus tard, j'ai appris l'existence de la cup, le jour où une amie allait s'en acheter une. Après les frayeurs : « Et si ça coule ? », « Et si c'est plein et que ça déborde?», « Et si ça fait mal ? », etc, je l'ai complètement adoptée. Mon second investissement a été une culotte de règles, qui m'a changé la vie. Je la mettais en plus de ma cup, et j'en avais deux pour pouvoir changer si besoin. Cela ajoutait une sécurité et c'était vraiment confortable.
Des règles 100 % sereines ! Cela m'a très bien convenu, pendant un temps.

« J'étais dans une dynamique de développement personnel. »

Je ne sais pas si c'est moi qui ne veux pas me contenter de quelque chose trop longtemps et aime les challenges, mais cette expérience de transition avec la cup a fait émerger beaucoup de questions dans mon esprit. La notion écologique, bien sûr, mais également la notion économique.
Au même moment, dans ma vie, j'étais dans une dynamique de développement personnel. Revenir un peu dans mon corps, moi qui suis très facilement perdue dans mes rêves. J'ai toujours eu des périodes où je ressentais le besoin de m'ancrer davantage, d'être plus présente.
J'ai commencé en explorant le mouvement avec le yoga, la respiration, la méditation et, du coup, j'ai doucement commencé à m'intéresser davantage à ma féminité, chose que je n'avais jamais réellement faite.

Je me suis rendu compte que j'étais très ignorante sur beaucoup de points.
Je n'avais jamais véritablement regardé entre mes jambes avec un miroir. Je n'avais jamais vraiment été éduquée au sujet du fonctionnement du système reproducteur, ni étudié ou compris mes ressentis, instauré des habitudes, des rituels qui auraient rendu l'expérience de mon cycle plus vivable, plus consciente, plus appréciable.
J'ai entendu parler du flux instinctif au fil de mes recherches. Cela m'a frappée : « On peut vraiment faire ça ? » Eh oui...
Tout nouveau procédé demande seulement du temps et de la pratique. Il ne sert à rien de viser l'excellence, car elle n'existe pas.
Cela dit, j'ai tout de suite été fascinée par la pleine conscience du corps que cette méthode implique.

« J'ai entendu parler du flux instinctif au fil de mes recherches. Cela m'a frappée : « On peut vraiment faire ça ? » »

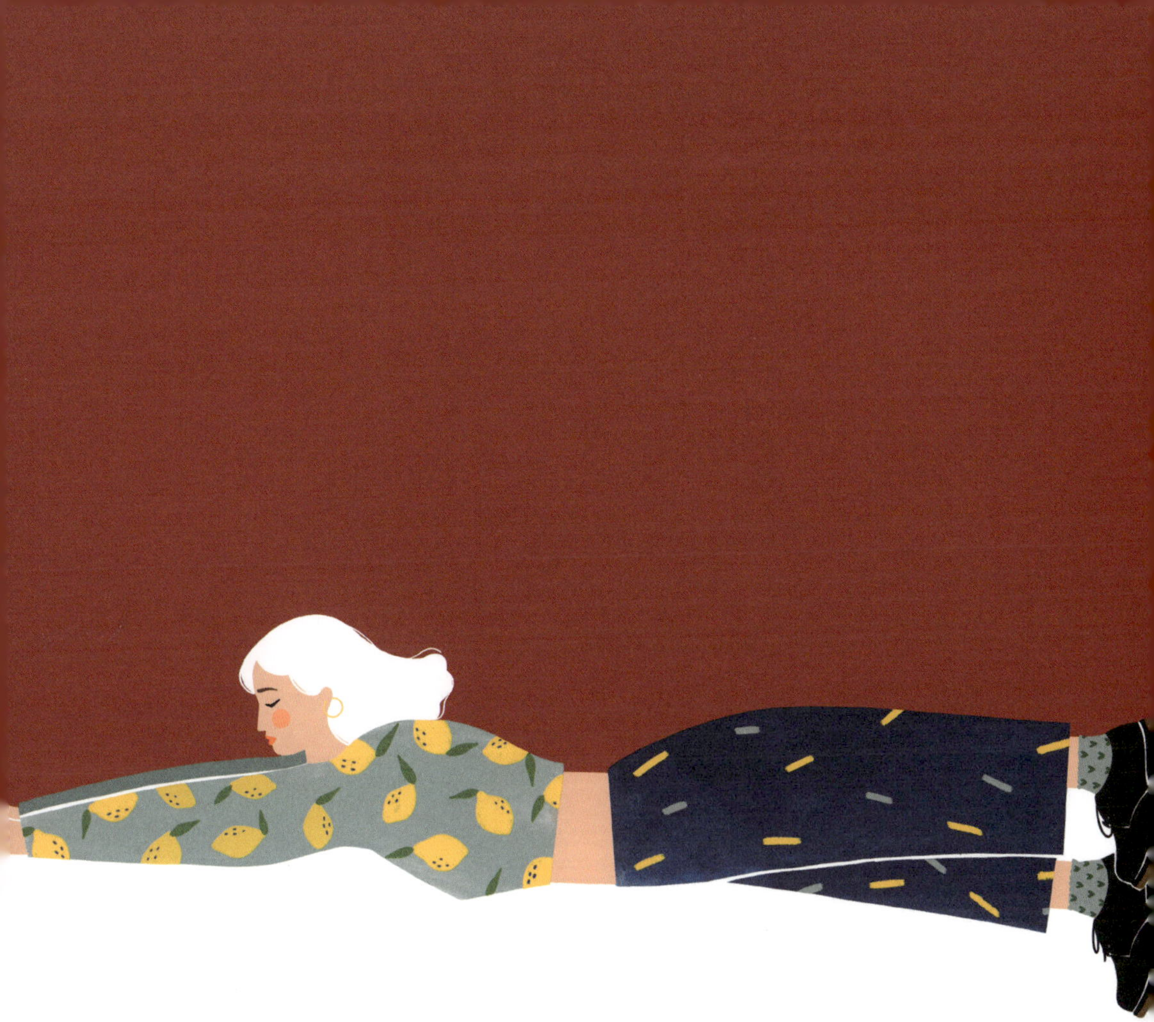

Au début, le processus peut avoir l'air de demander notre attention en permanence mais, avec le temps, c'est comme réécrire une ligne de code dans notre cerveau. La chose devient plus inconsciente et notre attention peut être projetée autre part.

> *« C'est comme réécrire une ligne de code dans notre cerveau. »*

> *« Si je prends une position qui me fait relâcher mon périnée, sans l'avoir anticipé, je sens un début d'écoulement. »*

Le flux instinctif m'a aussi donné l'occasion de vraiment comprendre les muscles de mon bassin et le fameux périnée, un muscle que beaucoup d'entre nous sous-estimons et ne sentons même pas. Du coup, si je me relaxe un peu trop ou si je prends une position qui me fait relâcher mon périnée sans l'avoir anticipé, je sens un début d'écoulement (rien ne coule directement à l'extérieur, cette sensation est celle du sang qui descend dans le vagin d'abord) et je vais donc rapidement aux toilettes ou le laisse s'écouler si j'ai ma culotte de règles. Autrement, dès que j'ai besoin de faire pipi, tout s'écoule en même temps lorsque je relâche tous mes muscles.

Pendant mes règles, je mixe avec la cup, que j'utilise maintenant surtout les deux premières nuits pour être sûre de rester au sec et confortable. La culotte de règles est aussi là pour absorber le sang, si je ne suis pas prête à rester attentive à mon flux, de manière instinctive. J'aime l'idée d'avoir ces outils et de pouvoir tourner et mixer leurs utilisations quand j'en ressens le besoin.

Chaque cycle est différent, a une énergie différente, et se passe dans des situations et des périodes de vie différentes.
Je pense que le vrai truc à maîtriser, c'est de savoir s'adapter. Pas besoin de devenir un maître du flux instinctif. Il n'y a rien à prouver là-dedans.

« *Le vrai truc à maîtriser, c'est de savoir s'adapter.* »

« *J'ai énormément gagné en confiance en moi.* »

Cette méthode me donne une réelle éducation et une conscience sur ce qu'il se passe dans mon corps. Je ne peux plus vraiment me laisser surprendre et je me sens donc en contrôle de mon corps.
Cela me permet aussi d'être plus à l'écoute et d'intervenir rapidement si besoin est. *Knowledge is power**. Je peux très bien utiliser des outils tels que les protections disponibles sur le marché, tout en ne me sentant pas complètement dépendante de ces dernières. J'ai énormément gagné en confiance en moi.

J'aime le dicton qui dit : « Personne ne se rappellera de toi pour ton opinion, mais pour ton exemple. » Tous mes choix sont faits avec l'intention de refléter le monde dans lequel j'aimerais vivre. Attendre que les autres agissent avant toi pour que tu puisses bouger à ton tour ne fonctionne pas et ne fonctionnera jamais. Sois l'exemple. Trouve ce qui marche pour toi. Sois le reflet du monde que tu voudrais voir autour de toi. Cela passe aussi par tes règles. Fais-toi confiance, ton corps est puissant !

« *Trouve ce qui marche pour toi. Cela passe aussi par tes règles.* »

**Knowledge is power* : Le savoir, c'est le pouvoir - Pour en savoir plus : www.lisehdx.com

ENDOMÉTRIOSE

L'endométriose, C'est QUoi ?

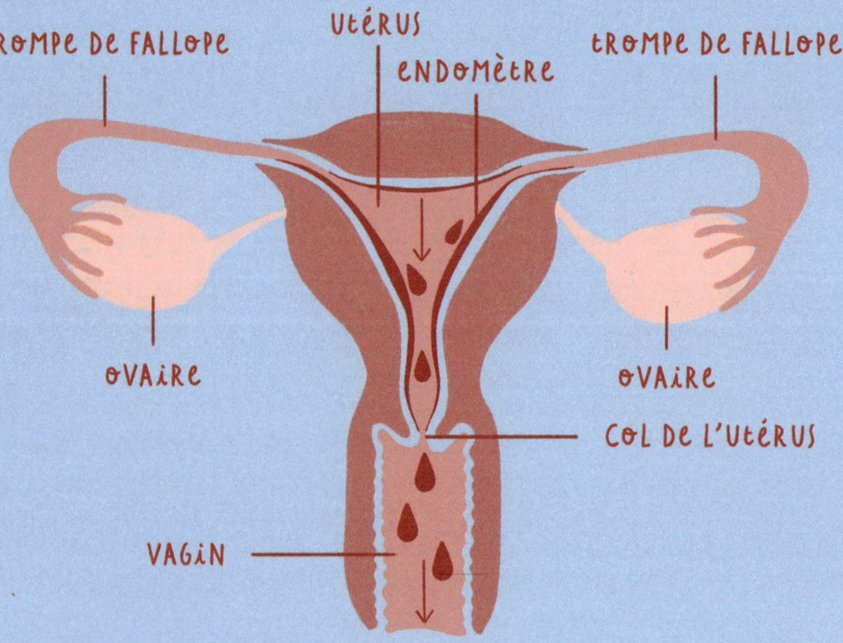

POUR QUELQU'UN QUI N'A PAS D'ENDOMÉTRIOSE,
LORS DES MENSTRUES, L'ENDOMÈTRE SE DÉTACHE DE L'UTÉRUS
ET SE DÉSAGRÈGE POUR ÊTRE ÉVACUÉ PAR LE VAGIN
AVEC L'OVOCYTE NON FÉCONDÉ.

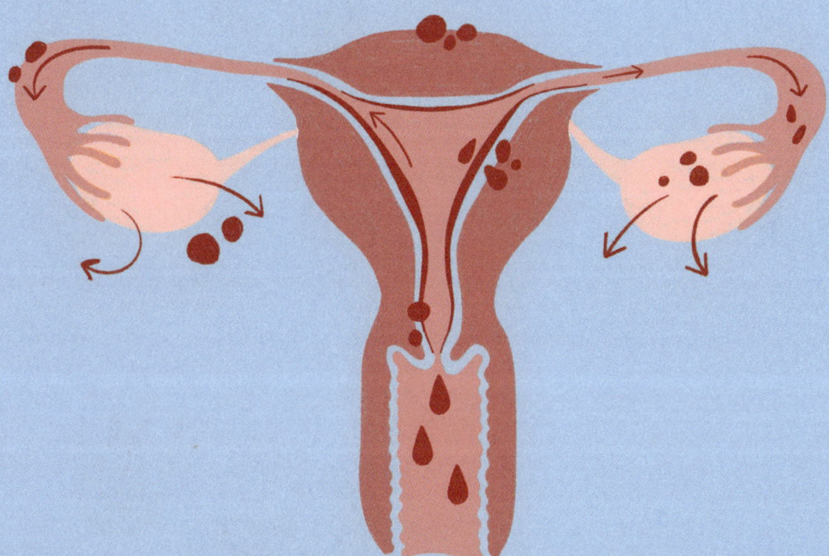

Pour certaines femmes qui ont de l'endométriose,
l'endomètre remonte AUSSI par les trompes
et se désagrège dans les organes environnants.
De petits bouts d'endomètre se retrouvent dans le corps,
sans porte de sortie !

Ces bouts d'endomètre s'accrochent alors à ce qu'ils trouvent sur leur passage : les trompes, les ovaires, l'utérus, l'intestin, la vessie, les ligaments ou même (plus rarement) les poumons ou le cerveau…

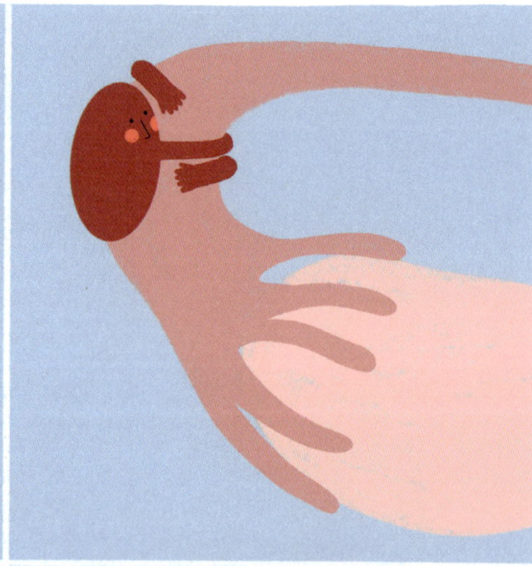

Et l'enfer de cette maladie est qu'à chaque cycle, au moment des menstrues, d'autres petits bouts d'endomètre rejoignent les précédents et saignent dans le corps entier.

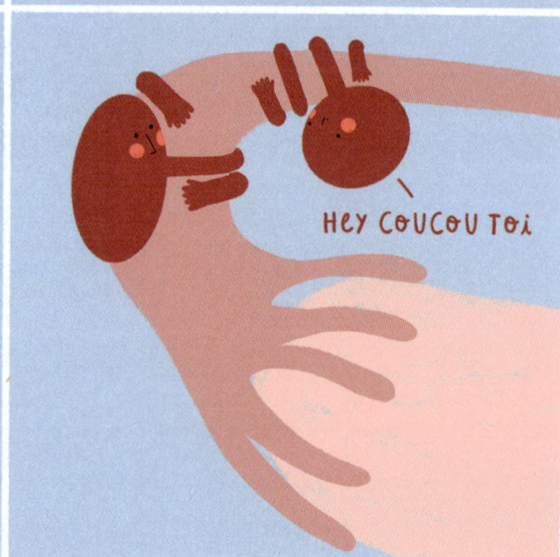

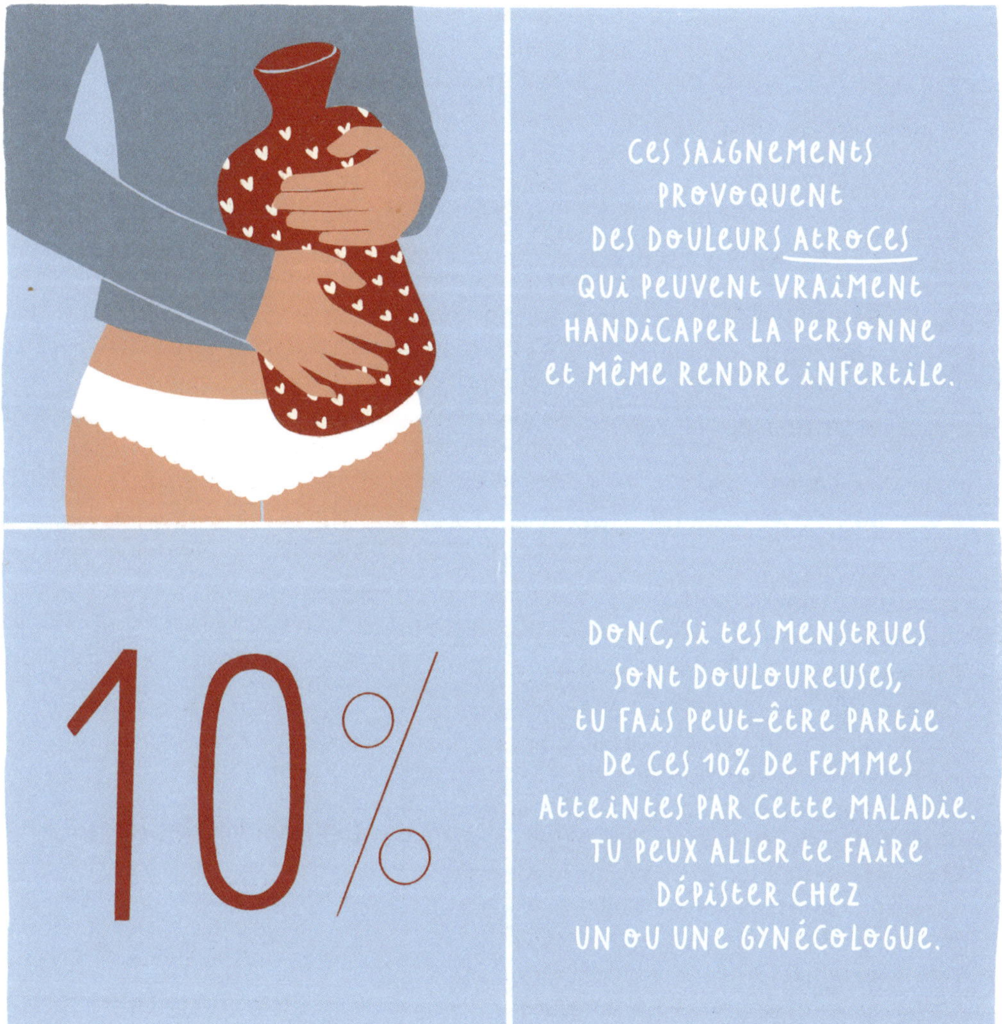
CES SAIGNEMENTS PROVOQUENT DES DOULEURS ATROCES QUI PEUVENT VRAIMENT HANDICAPER LA PERSONNE ET MÊME RENDRE INFERTILE.
10%
DONC, SI TES MENSTRUES SONT DOULOUREUSES, TU FAIS PEUT-ÊTRE PARTIE DE CES 10% DE FEMMES ATTEINTES PAR CETTE MALADIE. TU PEUX ALLER TE FAIRE DÉPISTER CHEZ UN OU UNE GYNÉCOLOGUE.

Typhanie, 30 ans : non, je ne suis pas folle !

« Lorsque mes règles sont arrivées, j'ai eu très rapidement de fortes douleurs. »

Lorsque mes règles sont arrivées, j'avais environ 15 ans et j'ai eu très rapidement de fortes douleurs qui allaient jusqu'à m'empêcher d'aller au lycée. Ma maman, n'ayant jamais eu mal, ne savait pas comment m'aider et nous pensions toutes les deux que cela finirait par passer. Au bout d'un an, j'en ai parlé avec mon médecin traitant, qui m'a alors prescrit ma première pilule, la Diane 35. Cette pilule m'a permis d'aller mieux et de moins souffrir : j'avais toujours quelques douleurs au moment de mes règles, mais elles étaient supportables. Au fil des années, l'efficacité de cette pilule contre la douleur s'est amoindrie, et les douleurs se sont faites de plus en plus fréquentes et intenses.

Quand je suis arrivée à Paris, à mes 24 ans, j'ai consulté une nouvelle gynécologue qui, dès que je lui ai parlé de mes symptômes, m'a dit que je souffrais très certainement d'endométriose. Elle m'a prescrit une échographie pelvienne à réaliser auprès d'un spécialiste avec qui elle travaillait et qui a tout de suite confirmé son diagnostic. C'était en mars 2015 et cela faisait quasiment dix ans que je souffrais de cette maladie ; cela a été un réel soulagement pour moi, car j'avais enfin la preuve que je n'étais ni folle, ni « chochotte », contrairement à ce que certaines personnes pensaient.

« Cela a été un réel soulagement pour moi, car j'avais enfin la preuve que je n'étais pas folle. »

Chez moi, l'endométriose a commencé par me provoquer des douleurs au niveau du bas-ventre et des lombaires, avec des sensations de coups de couteau. Au fil des ans, cela m'a provoqué des maux de tête de plus en plus fréquemment et, ces dernières années, cela a également joué sur mon système digestif : je ne peux plus manger ce que je veux et je dois faire attention à mon alimentation car certains aliments sont inflammatoires et me provoquent des problèmes de digestion, allant de la diarrhée à la constipation, ou des maux d'estomac, donc je perds l'appétit. Parfois, les douleurs me provoquent des décharges électriques dans les jambes et m'empêchent de marcher. Il m'arrive également de vomir si la douleur est trop intense.

« *Des douleurs au niveau du bas ventre et des lombaires, avec des sensations de coups de couteau.* »

Avec mon traitement contre l'endométriose et le fait que je prenne une pilule en continu, je n'ai plus de règles ou rarement et très peu abondantes. J'utilise des serviettes hygiéniques, mais j'aimerais essayer de nouvelles protections, plus écologiques. Je vais me renseigner.

« *On finit par se renfermer sur soi-même.* »

J'aurais aimé connaître cette maladie, savoir qu'elle existe, car j'aurais pu m'y préparer. Ne pas comprendre et devoir faire face aux « c'est normal de souffrir, les règles font souffrir » de la part de professionnels de santé a été très dur. Avant que l'on me donne ce diagnostic, et au fil des années, j'avais fini par me dire que je devais être douillette et que je devais prendre mon mal en patience. À cause de tels propos, on finit par se renfermer sur soi-même et cela joue sur notre sociabilité.

Ce que j'aurais vraiment aimé, c'est qu'un médecin me dise : « Voilà, tu souffres, mais c'est à cause d'une maladie appelée "endométriose", qui touche une femme sur dix. Voilà les traitements qui existent. Nous allons t'accompagner dans cette épreuve. Il existe des solutions médicamenteuses, mais aussi des thérapies douces à essayer. Le traitement sera long, mais nous ferons notre possible pour t'épauler et te soulager au mieux. »

> *“ L'endométriose touche une femme sur dix. ”*

> *“ Le plus dur à gérer est la fatigue. ”*

Aujourd'hui, je suis sous traitement hormonal, je prends une pilule appelée MISOLFA qui me soulage 90% du temps. Je subis parfois quelques crises, mais je les supporte car c'est occasionnel. Le plus dur à gérer est la fatigue. Je suis constamment fatiguée et, en période de douleurs, je dors très mal, mais, heureusement, c'est devenu rare.

Avant de retrouver cette vie quasiment sans douleurs, j'ai dû suivre un traitement assez fort en supplément du traitement hormonal. Je suis allée consulter un médecin spécialiste de la douleur. Ensemble, nous avons cherché le traitement le plus adapté. J'en ai essayé plusieurs, et j'ai mis quasiment un an avant de trouver LE médicament qui m'a réellement soulagée. Pour chaque traitement essayé, le même schéma s'est reproduit : un miracle pendant 2-3 mois – je n'avais plus du tout de douleurs –, puis plus aucun effet, jusqu'à ce que je trouve le bon. Celui-ci a cependant fini par avoir des effets moins puissants également.

> *“ J'ai mis quasiment un an avant de trouver LE médicament. ”*

Ce qui m'a aidée à m'en sortir a été de changer de travail ! J'étais arrivée à un stade où j'allais au bureau avec la boule au ventre car mes patrons ne comprenaient pas mon manque d'engagement des derniers mois. C'était avant de trouver le traitement hormonal et avant de voir le médecin spécialisé dans la douleur. Je n'ai jamais été aussi convaincue de l'impact du mental sur le physique. Lorsque l'on se sent bien, les douleurs sont beaucoup moins présentes et moins fortes. La sophrologie et la méditation sont des aides précieuses en ce sens. Le sport aide également à diminuer les douleurs.

“ *Lorsque l'on se sent bien, les douleurs sont beaucoup moins présentes et moins fortes.* ”

L'impact de cette maladie sur la sexualité peut être important : il est primordial d'en discuter avec son ou sa partenaire. Pour ma part, l'endométriose me crée des douleurs pendant les rapports sexuels depuis des années et, si le partenaire n'est pas averti, je m'inquiète qu'il ne comprenne pas pourquoi j'ai parfois moins envie d'un rapport. Néanmoins, à l'aide d'une bonne communication et de bonnes explications sur ce que l'on subit, rien n'est insurmontable !

“ *L'endométriose me crée des douleurs pendant les rapports sexuels depuis des années.* ”

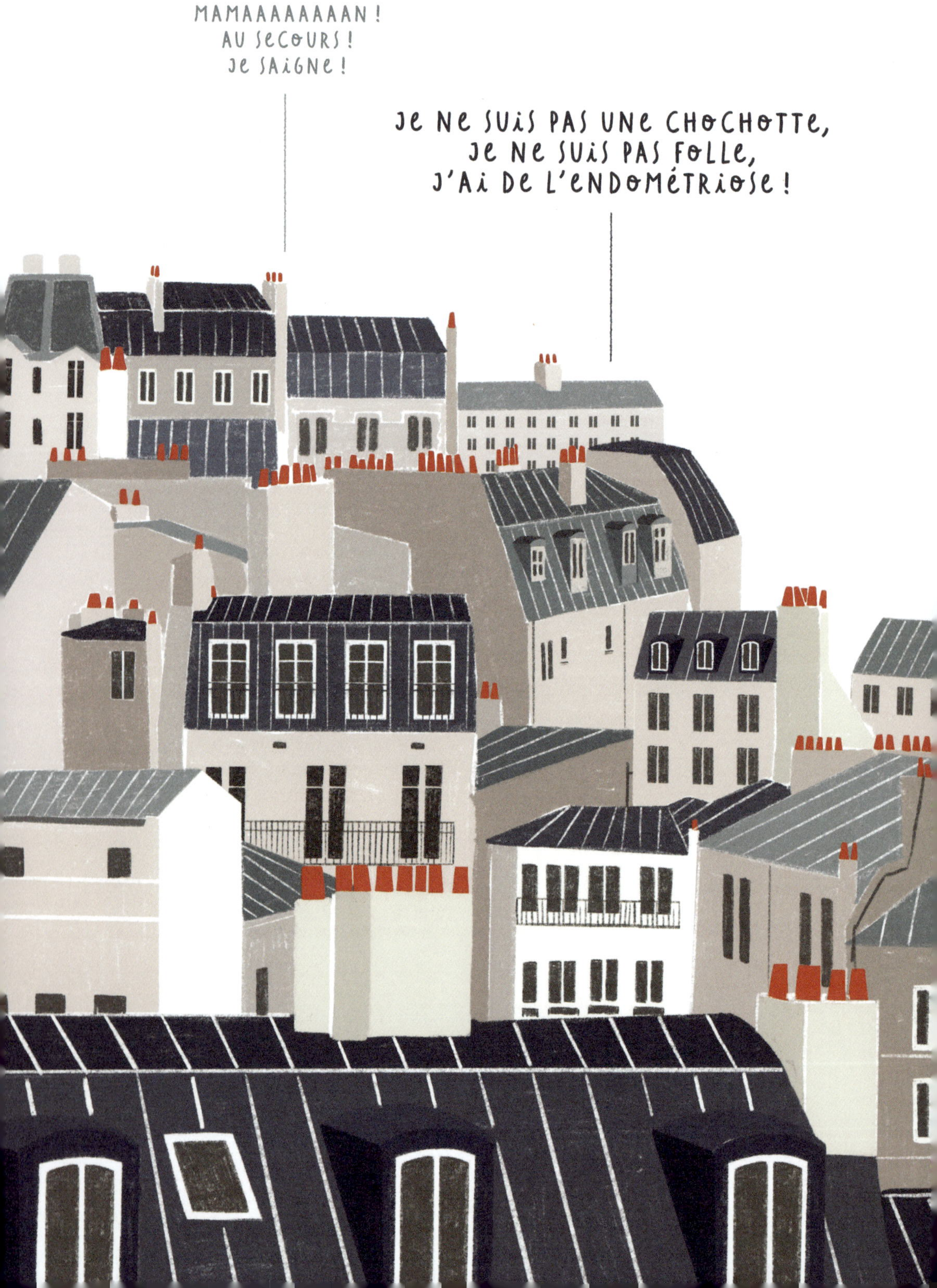
MAMAAAAAAAAN !
AU SECOURS !
JE SAIGNE !
JE NE SUIS PAS UNE CHOCHOTTE,
JE NE SUIS PAS FOLLE,
J'AI DE L'ENDOMÉTRIOSE !

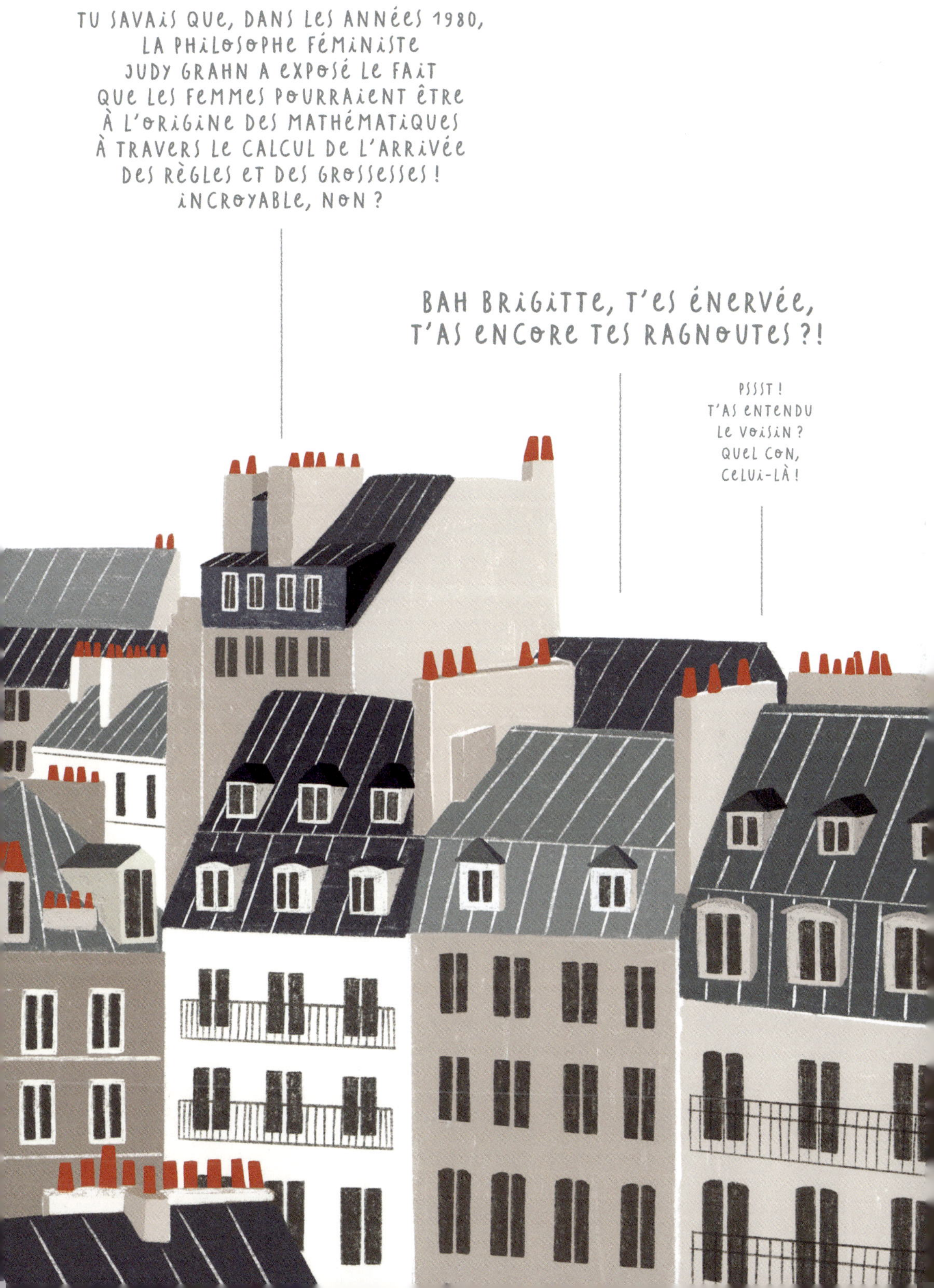
TU SAVAIS QUE, DANS LES ANNÉES 1980, LA PHILOSOPHE FÉMINISTE JUDY GRAHN A EXPOSÉ LE FAIT QUE LES FEMMES POURRAIENT ÊTRE À L'ORIGINE DES MATHÉMATIQUES À TRAVERS LE CALCUL DE L'ARRIVÉE DES RÈGLES ET DES GROSSESSES ! INCROYABLE, NON ?
BAH BRIGITTE, T'ES ÉNERVÉE, T'AS ENCORE TES RAGNOUTES ?!
PSSST ! T'AS ENTENDU LE VOISIN ? QUEL CON, CELUI-LÀ !

SYNDROME DU CHOC TOXIQUE

Le choc toxique, C'est QUoi ?

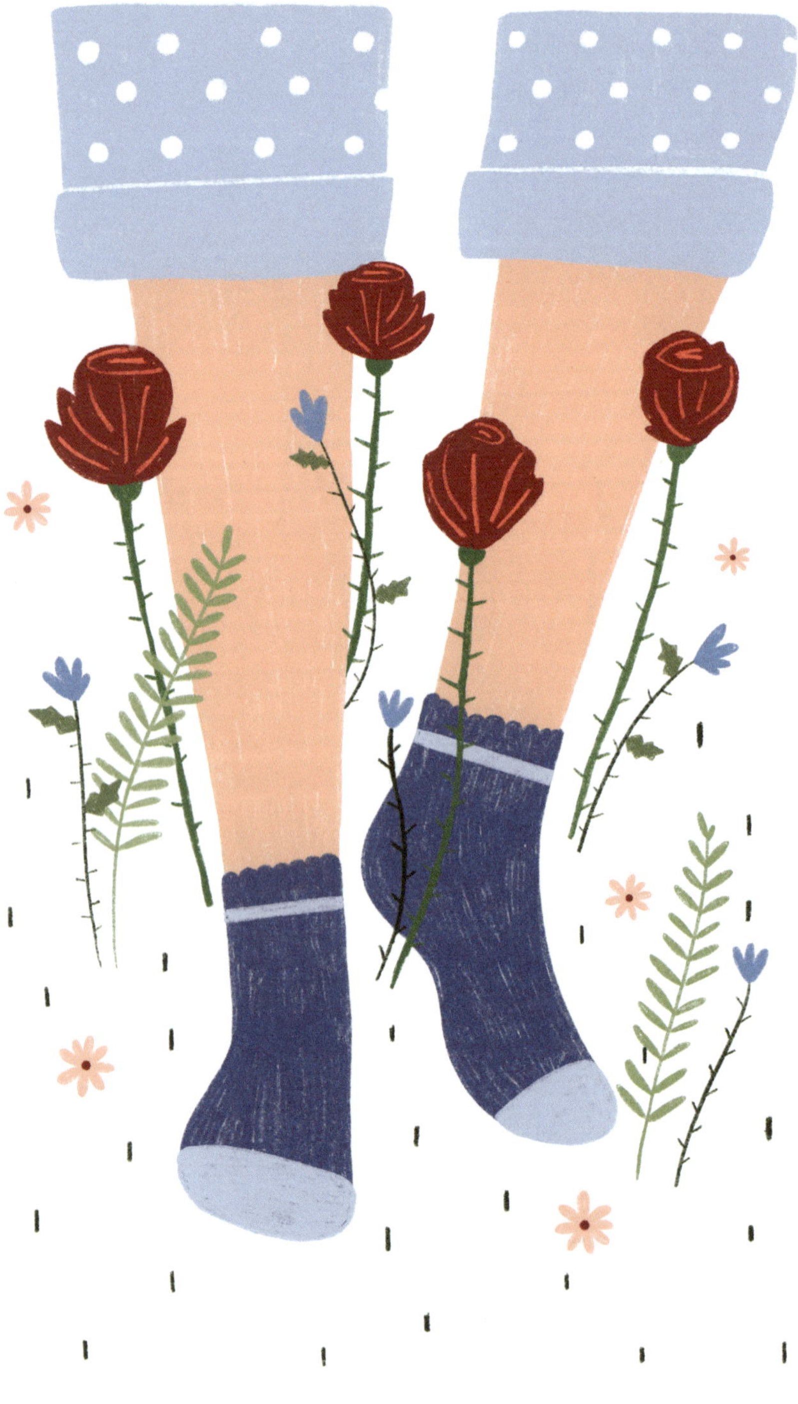

PAULINE, 27 ANS : SAGE-FEMME

> « *Le choc toxique est dû au staphylocoque doré, qui produit une toxine.* »

Dans le vagin, il existe une flore bactérienne naturelle. Ces bactéries s'équilibrent mutuellement. Le choc toxique est dû au staphylocoque doré, qui produit une toxine, mais pas exclusivement pendant les règles. D'autres situations peuvent conduire à un choc toxique. Dans les cas les plus graves, cette toxine libérée peut attaquer des organes majeurs comme le foie ou les poumons…

Le staphylocoque doré, qui est normalement absent de la flore vaginale et que l'on retrouve sur une peau sans pathologie, peut contaminer cette flore, notamment lors de l'utilisation de protections périodiques internes. Le sang est en effet propice au développement des bactéries, surtout lorsqu'il stagne.

> « *Le sang est propice au développement des bactéries, surtout lorsqu'il stagne.* »

Il existe plusieurs types de chocs : choc hémorragique, choc infectieux et choc anaphylactique (lié aux allergies). Un choc consiste en une baisse de tension et une accélération du pouls : ton corps entre alors en état de choc. Dans ce cas-là, tout ton sang se dirige vers les organes nobles (cœur, cerveau) pour favoriser leur irrigation : c'est à ce moment-là que ça peut devenir très dangereux.

> *« Un choc consiste en une baisse de tension et une accélération du pouls : ton corps est alors en état de choc. »*

Je n'ai pas rencontré de cas de choc toxique mais, un jour, une femme est venue car elle avait une douleur au niveau du ventre. Elle avait gardé son tampon pendant un mois et demi. On a retiré le tampon, mais elle n'a pas fait de choc toxique pour autant, ce qui prouve que cela ne se produit pas à chaque fois.

> *« Les symptômes du choc toxique ressemblent à ceux de la grippe associés à des troubles digestifs. »*

Les symptômes du choc toxique ressemblent à ceux de la grippe associés à des troubles digestifs, donc : des maux de tête, des courbatures, de la fièvre, une impression de vertige, des nausées, des vomissements et des diarrhées.

Pour se prémunir du choc toxique, il faut changer sa protection périodique interne (tampon, cup, éponge) régulièrement et bien la laver, si elle est réutilisable. Attention, il est important de ne pas laver son vagin car, en lavant l'intérieur, tu favoriserais le développement de bactéries, en en éliminant d'autres. Regarde bien la notice de la protection périodique que tu as achetée, pour savoir combien de temps tu peux la garder dans ton vagin.

« *Pour se prémunir du choc toxique, il faut changer sa protection périodique interne régulièrement et bien la laver si elle est réutilisable.* »

« *Il est important d'informer les personnes menstruées de l'existence du choc toxique.* »

Pour conclure, les protections internes ne sont pas moins bonnes que les autres. Le choc toxique est très rare, mais il est important d'informer les personnes menstruées de son existence afin de le dépister plus rapidement. En cas de symptômes ou de doute, dirige-toi directement vers les urgences ou ton ou ta gynécologue avant d'en arriver au choc et que cela ne se complique. Encore une fois, cela reste cependant très rare.

Connaître POUR MIEUX PRÉVENIR

POUR ÉVITER LE SYNDROME DU CHOC TOXIQUE,
IL EST IMPORTANT DE CONNAÎTRE
SON ORIGINE ET SES SYMPTÔMES*.

1 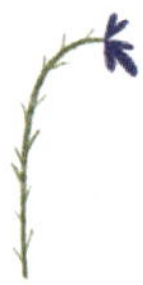

Symptômes du choc toxique : sensation de malaise généralisé, fièvre, syndrome grippal. Ces éléments doivent conduire à une consultation des urgences gynécologiques.

2 

Comment l'éviter : en te lavant bien les mains avant chaque changement de protection périodique et en changeant cette dernière régulièrement (idéalement toutes les quatre à huit heures maximum).

3 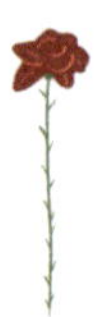

Le choc toxique est dû au staphylocoque doré qui produit une toxine. Cette bactérie, normalement absente de la flore vaginale, peut la contaminer, notamment lors de l'utilisation d'une protection périodique interne prolongée.

*UN GRAND MERCI À ÉLÉA, GYNÉCOLOGUE, POUR LA PRÉCISION LORS DE L'ÉCRITURE DE CETTE DOUBLE-PAGE.

Cette pathologie
est extrêmement rare
et les protections périodiques
internes sont sans danger
si elles sont correctement
utilisées.

Restons donc sereines
et choisissons
la protection périodique
qui nous convient le mieux.

Menstrues & Sexe

Faire l'amour AVEC DU SANG ?

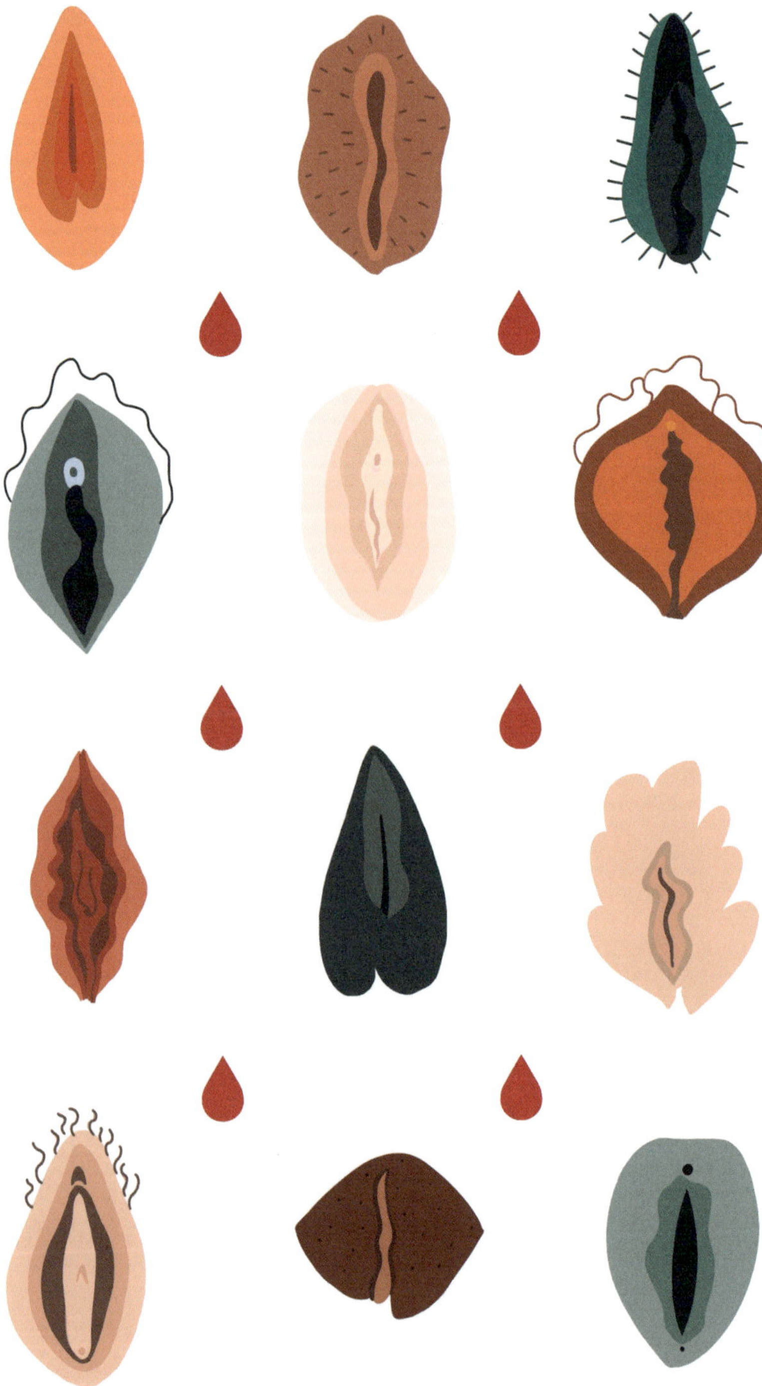

Évidemment que tu peux faire l'amour pendant tes menstrues, si tout le monde est consentant !

Protège-toi quand même, le risque d'IST* est toujours présent, voire accru, car le col de l'utérus est entrouvert pour laisser passer le flux.

Faire l'amour, se masturber et avoir un orgasme peuvent aider à surmonter les douleurs liées aux menstrues ou au SPM. Et cela, naturellement, sans médicaments !

Tu peux même avoir encore plus envie de faire l'amour pendant tes menstrues : certaines personnes ont un pic de libido à ce moment-là !

Le risque de grossesse n'est pas nul, alors pense aussi à un moyen de contraception.

Les règles sont un super lubrifiant !

Autre idée sympa : explorer le sexe sans pénétration ! La cup ou l'éponge sont les bienvenues.

Le rapport sexuel pénétratif reste possible et, si tu veux éviter les taches, tu peux faire cela sous la douche ou protéger ton lit avec une serviette.

C'est aussi O.K. de ne pas avoir envie de faire l'amour pendant tes menstrues.

*IST : infection sexuellement transmissible.

ANTOINE, 27 ANS : L'IMPORTANCE DU DÉSIR RÉCIPROQUE

La question des règles arrive vite dans une relation, que cette dernière soit régulière ou occasionnelle. Quand la situation se présente, je me réfère surtout aux sensations de ma partenaire, j'essaie de savoir si son envie est là, si elle n'est pas trop gênée par une douleur ou un mal-être dû aux menstruations. Puis, vient forcément le sujet du sang... Ce n'est pas sale ! Tout rapport - avec pénétration ou non - n'est qu'une histoire de fluides, sécrétions et autres. Le sang est peut-être plus visible qu'une substance blanchâtre, mais tout se passe au même endroit, alors pourquoi serait-il plus dérangeant ? Retrouver des traces sur mon sexe, les draps, les doigts, flinguer une couette avec du sang séché, peu importe tant que le plaisir de chacun est là !

> « *Ce n'est pas sale !* »

> « *Une bonne excuse pour se perdre sous la douche...* »

Puis, il y a toujours moyen de minimiser les traces que l'on peut laisser ; utiliser un préservatif, varier les pratiques sexuelles... En plus, c'est une bonne excuse pour se perdre sous la douche... M'intéresser au cycle menstruel de ma partenaire, parler de notre plus ou moins grande aisance autour de tout cela nous a permis, d'un côté comme de l'autre, de rassurer ou d'être rassuré pour aborder ces périodes le plus sereinement possible, sans aucune gêne. Attention quand même aux petites coupures (par rapport aux IST) !

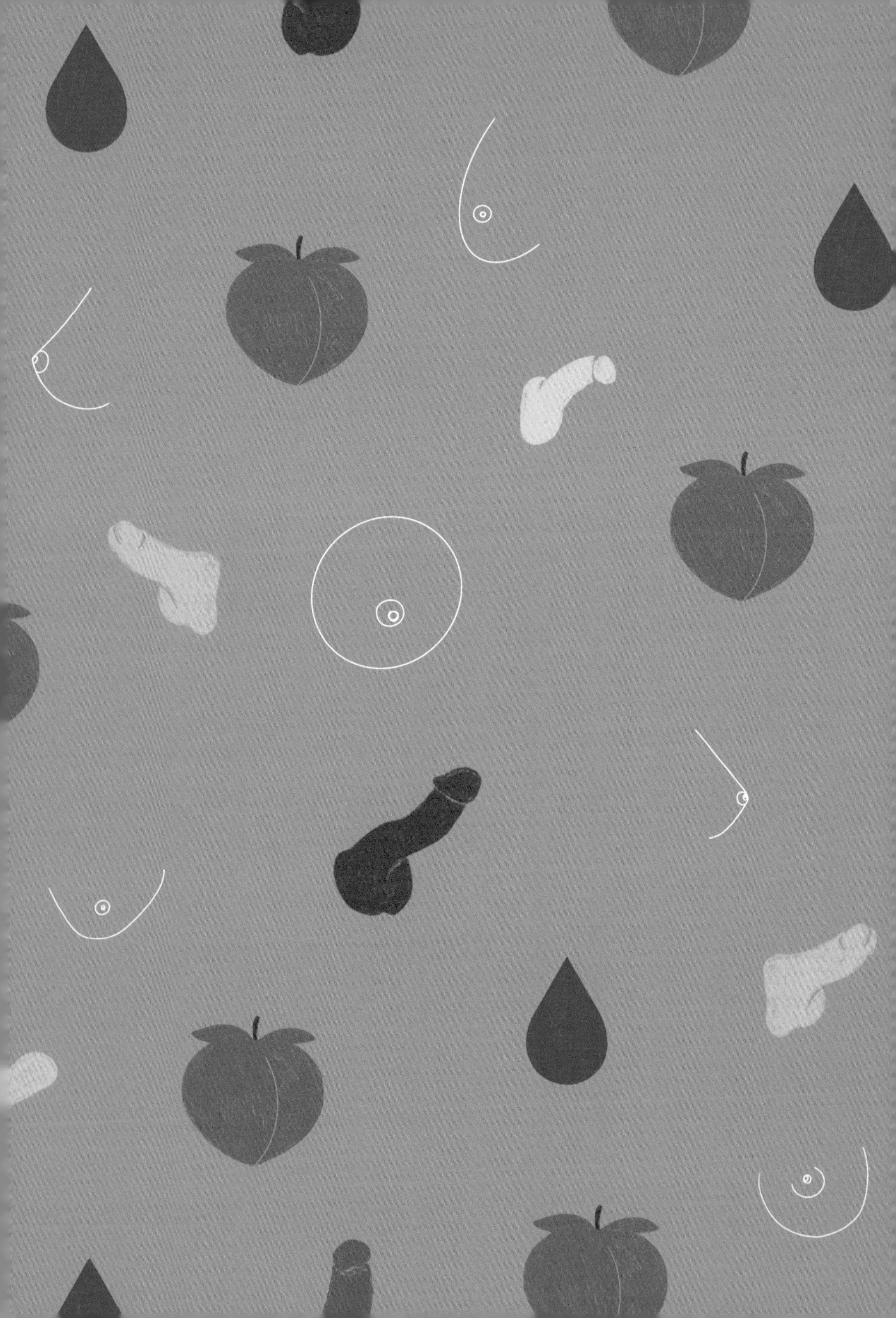

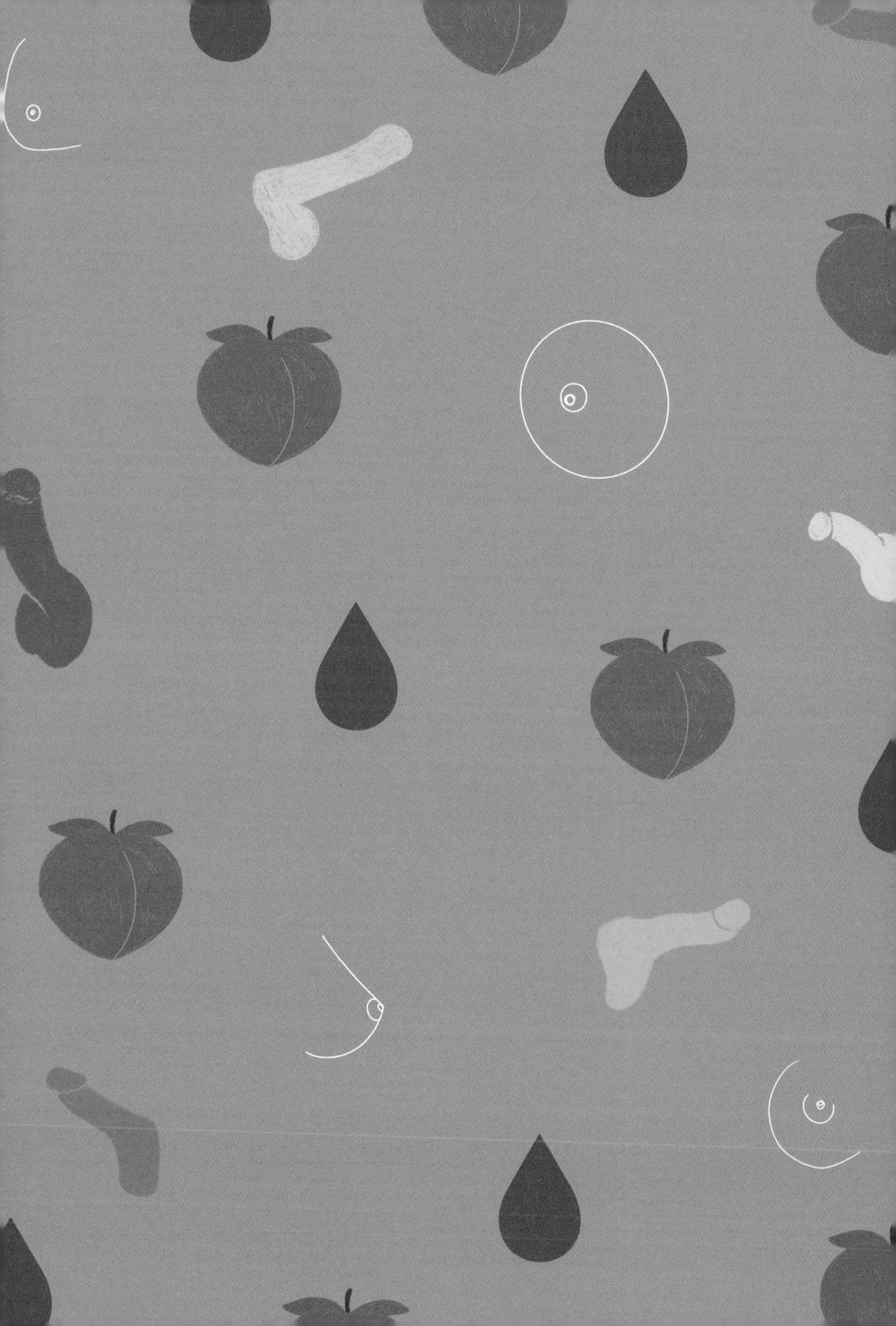

ANGÈLE, 32 ANS : FAIRE L'AMOUR DIFFÉREMMENT

Je me souviens d'une fois où je portais la cup et où je passais la nuit avec mon nouvel amoureux... Nous étions dans la phase où le sommeil n'a plus d'importance. On commençait à se câliner et à être chauds. Puis, je lui ai quand même précisé que j'avais mes règles, mais il s'en fichait. Trop cool, j'avais très envie de faire l'amour ! Ce que j'ai bien aimé est le fait que la question de la pénétration se posait moins. Nous avons profité de toutes les autres zones érogènes de nos corps ! Mon clitoris fut ravi ! Ce sont des moments où nous faisons l'amour différement, et c'est chouette.

> *“Ce que j'ai bien aimé est le fait que la question de la pénétration se posait moins.”*

> *“Il m'arrive de ne pas enlever la cup pendant que je fais l'amour.”*

Cependant, après un orgasme, j'adore sentir le sexe de mon partenaire en moi et la pénétration est très agréable. D'ailleurs, cette nuit-là, je me souviens avoir fait plusieurs fois l'aller-retour à la salle de bains... Aujourd'hui, c'est vrai qu'il m'arrive de ne pas enlever la cup. Il faut s'attendre à des petits débordements mais, si ton partenaire est à l'aise avec ça, c'est faisable.

J'ai aussi essayé l'éponge menstruelle. Son premier atout est sa douceur et son confort. Pendant la pénétration, ce n'est pas du tout dérangeant ni pour moi, ni pour mon partenaire. Et puis, tout comme la cup, le fait d'avoir mes règles est presque invisible et permet d'être inventif ! C'est quand même mieux qu'avec un tampon dont la ficelle dépasse.

“ *Le premier atout de l'éponge menstruelle est sa douceur et son confort.* ”

“ *Elle était partie loin, derrière le col de l'utérus…* ”

Le petit inconvénient de l'éponge est son retrait, s'il y a eu pénétration, puisqu'il n'y a ni tige, ni fil pour aider. La première fois, je me suis fait une frayeur en me disant que je n'allais jamais réussir à la rattraper ! Elle était partie loin, derrière le col de l'utérus… J'ai essayé de l'attraper aux toilettes pendant quelques minutes : impossible. Je suis alors allée sous la douche, accroupie, et ai passé de longues minutes à contracter mon vagin et à pousser… J'ai littéralement accouché de mon éponge ! De plus, même si tu la touches avec un doigt, c'est très loin, donc il faut faire une pince avec deux doigts, ce qui est très frustrant ! L'éponge est fragile, il faut donc bien l'attraper pour la tirer sans qu'elle se déchire.

Finalement, la plupart du temps, lors de mes menstrues, je prends beaucoup plus de douches ! Des douches d'amour !

MENSTRUES & VOYAGE

Menstrues de globe-trotteuses

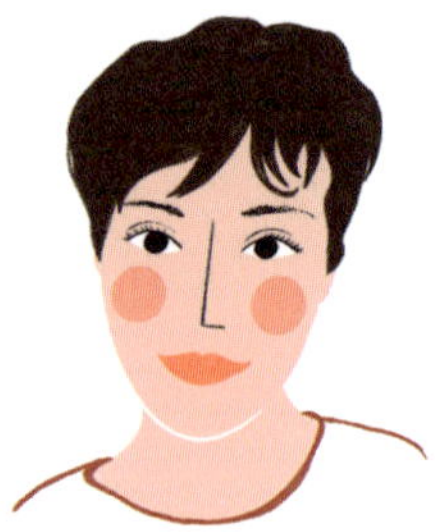

CAMILLE

CULOTTES MENSTRUELLES & CUP

RANDONNÉE DANS LES ALPES

Lorsque je prenais la pilule, il m'est arrivé d'enchaîner deux plaquettes pour éviter d'avoir mes règles pendant un voyage, mais je n'étais pas très à l'aise avec cette solution. J'ai de la chance de ne pas avoir des menstrues très abondantes, donc je n'ai pas besoin de changer trop souvent de protection. J'utilise la culotte menstruelle depuis peu de temps. Depuis lors, je suis partie 4-5 jours à la montagne. J'avais un petit sac hermétique pour mettre mes culottes sales. Avant, j'utilisais la cup. Je la vidais, la rinçais et je me lavais les mains, une fois le soir et une fois le matin : c'était jouable. Je prévoyais toujours de l'eau et du savon au pH neutre avec moi. Je n'ai aucun problème à faire mes besoins dans la nature, donc changer de protection ne me dérange pas vraiment non plus, si je suis bien équipée (eau, savon, sac dédié, etc.).

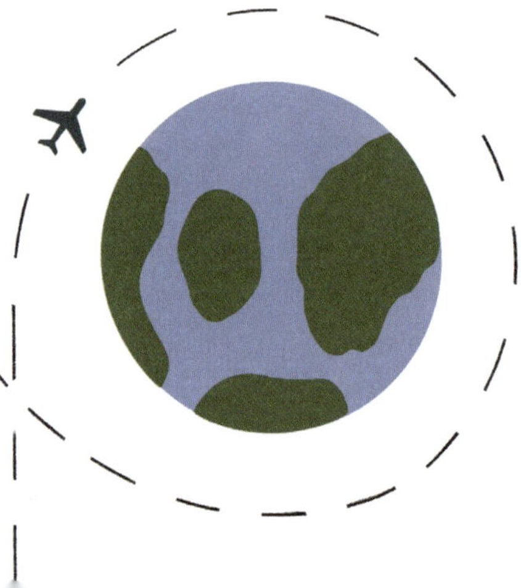

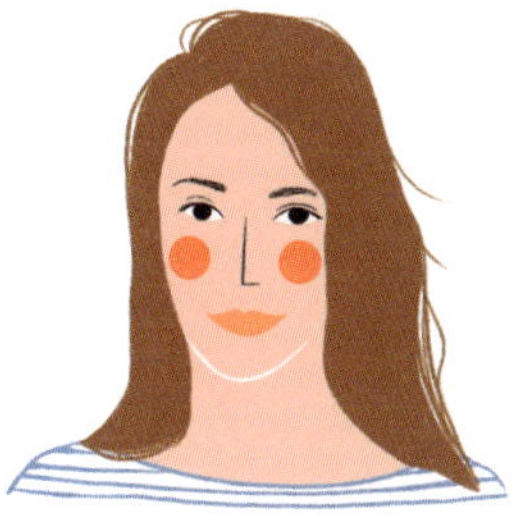

MANON

CUP

TREK AU NÉPAL

En voyage, la cup c'est top parce qu'il y a des pays où la gestion des déchets n'est pas vraiment une priorité. Et puis, pour trouver une poubelle, c'est parfois la mission... Donc l'idée, c'est de toujours avoir une bouteille d'eau dans son sac à dos car tomber sur un lavabo dans des toilettes est souvent un luxe. Et pas besoin d'être à l'autre bout du monde pour s'en rendre compte : en France, c'est pareil... Attention : petit pincement au cœur quand il n'y a que de l'eau potable dans ta gourde et que l'eau potable n'est pas aussi simple que ça à trouver...

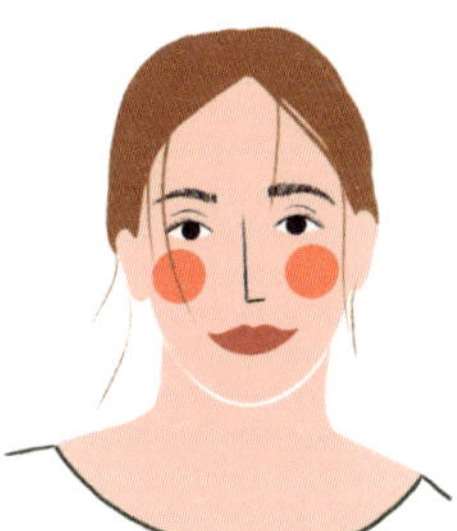

JULIETTE

TAMPONS
ET SERVIETTES JETABLES

AVENTURE
À LA MAC GYVER

Pour les voyages, j'avoue que j'emmène toujours avec moi tampons et serviettes, ce qui me paraît le plus « pratique », si j'ose dire. La cup me paraît juste beaucoup trop ambitieuse, mais c'est peut-être parce que je n'ai pas assez pratiqué... Avec l'expérience, je prévois aussi de petits sacs poubelle, qui peuvent servir quand il n'y a rien pour jeter dignement mes outils ensanglantés ! Je me souviens d'un voyage où je savais que mes règles allaient tomber exactement les jours où ce ne serait vraiment pas pratique... Je n'avais tellement pas envie de les voir pointer le bout de leur nez rouge que mon corps a retardé leur venue ! Mais, parfois, tu n'as pas ton mot à dire et tu te rends compte que tu réussis à t'adapter à bien des situations.

MANON, 24 ANS :
UNE GUERRIÈRE DANS LE TRAIN

Spéciale dédicace à toutes celles qui ont tenté de laver leur cup dans un train : entre les mouvements du wagon qui menacent de te propulser contre le mur sale, ton sac que tu tiens fermement pour qu'il ne tombe pas par terre, le robinet qui te rembarre méchamment parce qu'il n'y a pas d'eau, le passager insupportable qui tambourine à la porte, la cup qui ne se plie pas correctement, ton téléphone dans ta poche arrière qui manque de tomber dans la cuvette, ton pantalon qui t'empêche d'écarter les jambes à ta convenance, la cabine qui fait 2 cm^2 et ton vagin tout stressé qui se referme comme une huître… Il faut être une sacrée guerrière quand tu es menstuée !

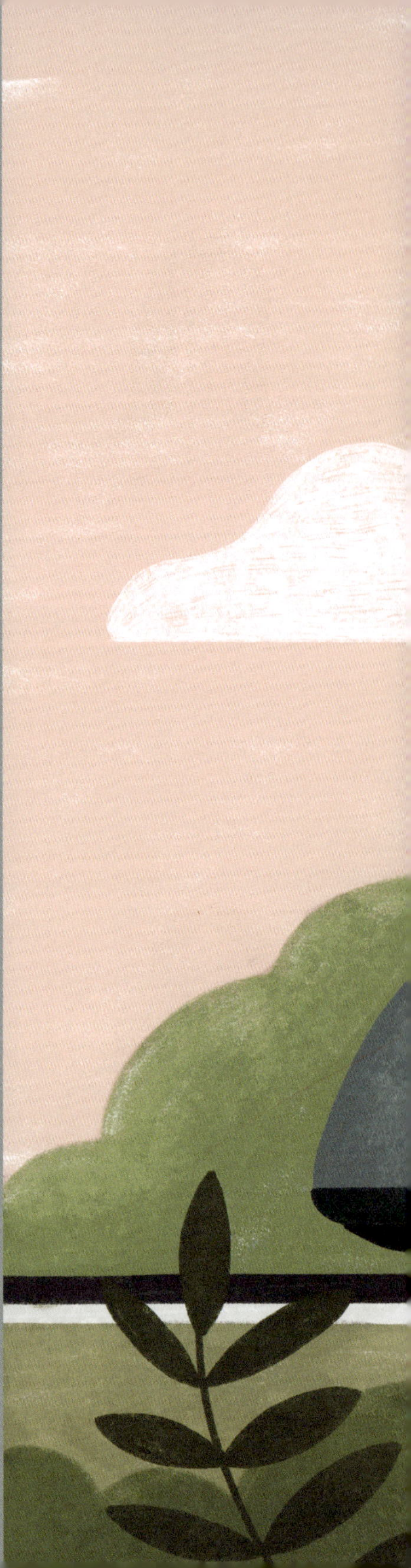

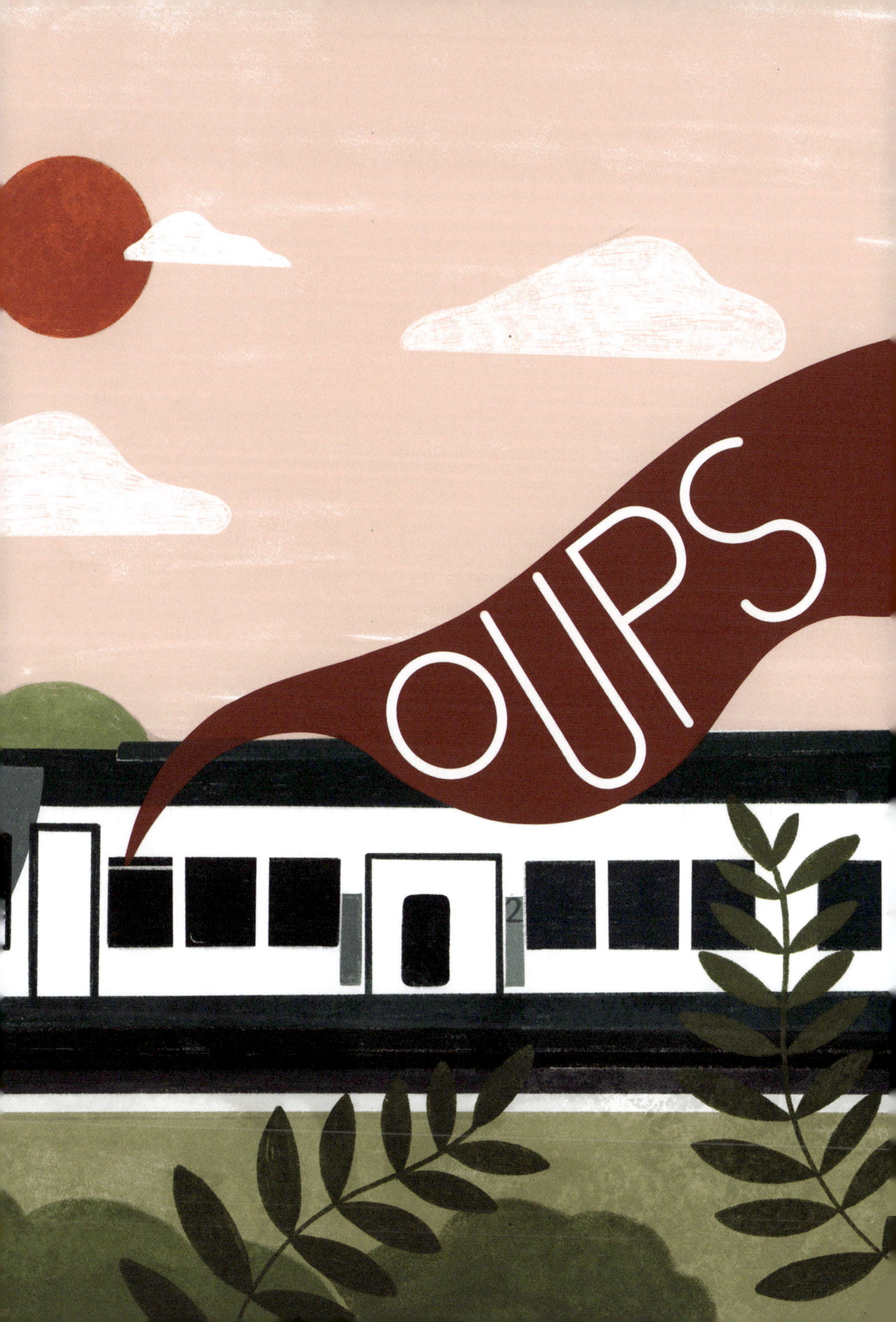
OUPS

ZOÉ, 27 ANS : TREK ET REMONTÉE DE CUP

Cela faisait trois ans que j'utilisais la cup ; je me sentais bien avec mes règles et avec ma protection. Alors, tout naturellement, lorsque j'ai préparé ma valise pour un voyage, j'y ai ajouté un petit sac tournesol qui contenait ma jolie cup jaune !

En Égypte, l'eau n'est pas toujours potable et les conditions sanitaires ne sont pas celles de la France, donc il faut s'adapter. J'avais toujours ma gourde d'eau de source avec moi et je m'arrangeais pour trouver une bouilloire, si besoin. Mais voilà, un jour, j'étais en balade depuis six heures, au beau milieu de nulle part, avec mon copain. On avait déjà parcouru une vingtaine de kilomètres, il était grand temps que je vide et nettoie ma cup. Le paysage était désertique, tout comme le chemin de randonnée. Enfin, c'est ce que je croyais. J'ai difficilement trouvé un petit coin à l'abri des regards, puis j'ai commencé mon affaire. Cinq, dix, quinze minutes se sont écoulées et je ne parvenais pas à retirer le petit objet de mon vagin. À force de marcher, la bête était remontée pour se loger bien loin, au chaud et hors de portée. Je la touchais, mais cela glissait, je stressais, tout se contractait, c'était la panique ! Clairement, je savais que je n'y arriverais pas toute seule, il me fallait donc de l'aide. Imaginez le contexte : moi, cul nu et mon copain la main dans le sac... Cela a finalement était rapide, j'ai enfin pu laver ma cup et la remettre correctement. Heureusement car une minute plus tard, on aurait été le joyeux spectacle d'une famille de marcheurs !

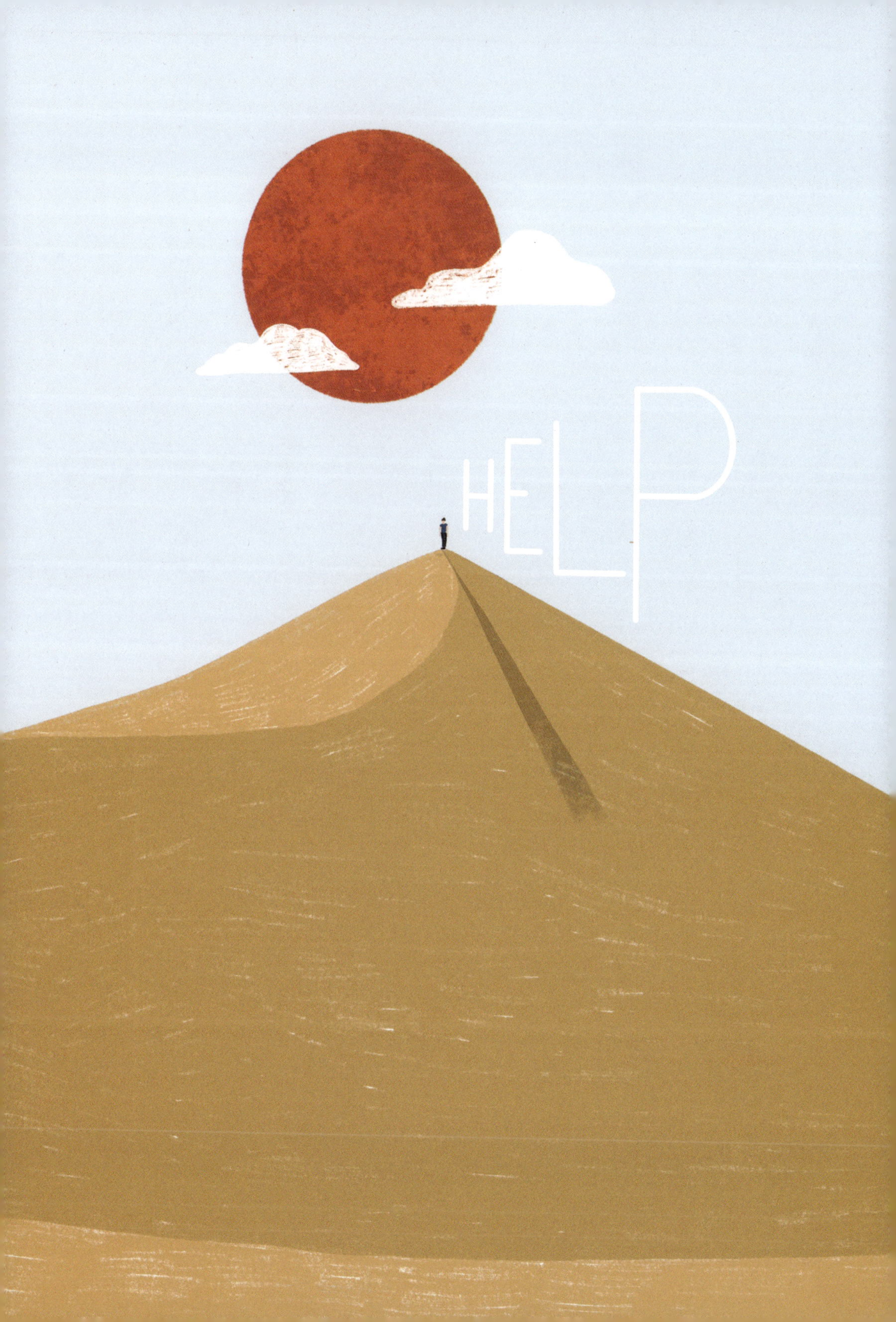
HELP

Mots de fin

Conclusion

et voilà, ce livre est fini !

Nous sommes super heureuses de savoir que tu l'as lu.
N'hésite pas à le donner à quelqu'un avec qui
tu aimerais partager ce que tu as découvert ici.
Parler librement des menstrues, ce n'est pas sale, c'est naturel.
Trouve la protection périodique qui te rend encore plus libre
dans ta tête et dans ton corps.

L'aventure ne fait que commencer !
Rejoins-nous sur instagram (@desfleursdansmaculotte)
pour connaître toute l'actualité autour du livre.
Nous serons ravies de connaître ta façon de gérer tes menstrues
ou de lire une anecdote que tu aimerais partager.

Il est si important d'en savoir plus
(et cela sur tous types de sujets, finalement)
afin de libérer la parole, d'aider les personnes
qui se sentent à part ou ressentent un mal-être.
Il n'y a pas de normalité, nous sommes toutes et tous uniques.
Le fait d'en parler et de lire des témoignages permet
de s'identifier, de se sentir moins seule, accompagnée.

merci !

Nos références "MENSTRUES"

VIDÉOS

28 jours // Angèle Marrey, Justine Courtot et Myriam Attia // 2018
Un documentaire de 30 minutes sur le fonctionnement des menstrues avec des illustrations animées au top !

Libres : cachez ce sang // Ovidie & Diglee // 2021
Une websérie pour mettre un gros stop aux diktats sexuels !

28 jours plus tard // Tu mourras moins bête – Arte // 2020
Une vidéo ludique et pédagogique sur les menstrues

J'AI MES RÈGLES // Queen Camille // 2018
Et si on parlait des menstrues sans tabou ?

TES PREMIÈRES RÈGLES – Les 62 // Cru // 2020
62 témoignages de premières menstrues

Les Règles // Natoo // 2014
Bon, les menstrues, c'est drôle aussi !

Bon sang // FranceTV slash / causes // 2019
10 épisodes qui parlent des menstrues en toute liberté

Les Règles – Entre Meufs #1 // FranceTV slash / causes // 2019
Un épisode d'une série où des femmes témoignent de leur vie

PODCASTS

La Menstruelle // Fanny, Julie, Karen, Lisa et Selma
L'émission qui parle des menstrues

Rouge comme les règles // France Culture
8 épisodes qui naviguent entre histoire, art et témoignages

Livres

Les règles… quelle aventure ! // Élise Thiébaut et Mirion Malle // La ville brûle // 2017
Le premier livre jeunesse sur les menstrues, avec un ton simple, ouvert, éducatif et abordant plein de points fondamentaux

Vagin tonic // Lili Sohn // Casterman // 2018
Manuel détaillé et fun sur la féminité au sens large et dans toutes ses complexités

C'est beau le rouge // Lucia Zamolo // La Martinière Jeunesse // 2021
Un point de lumière dans les méandres des menstruations, une prise de conscience du tabou des règles en toute légèreté

Sang tabou // Camille Emmanuelle // La Musardine // 2017
Un bel essai évoquant le tabou autour des menstrues

Le Grand Mystère des règles // Jack Parker et Madel Floyd // J'ai Lu // 2018
Un guide pratique brisant le tabou autour des menstrues

Chattologie // Louise Mey et Klaire fait grr // Hachette // 2021
Un essai menstruel illustré

Ceci est mon sang // Élise Thiébaut // La découverte // 2019
Pour rentrer dans le vif du sujet de façon très précise et documentée

Tout ce que vous avez toujours voulu savoir sur les règles sans jamais avoir osé le demander // Martin Winckler et Olivier Fertel // Fleurus // 2008
Un homme qui parle de l'importance de parler des menstrues pour casser ce tabou persistant

Sang honte // Bettina Zourli et Laurie Rivière // Kiwi // 2021
Le guide qui propose de nouvelles menstrues !

Kiffe ton cycle // Gaëlle Baldassari // Larousse // 2019
Mieux se connaître pour se sentir mieux dans son corps

Petite encyclopédie des règles // Caroline Michel et Sylvia Vaisman // First éditions // 2018
Découverte des origines historiques du tabou autour des menstrues, mais aussi l'actualité autour de celles-ci

Livres pour aller plus loin

Les Joies d'en bas // Nina Brochmann et Elle Støkken Dahl // Actes Sud // 2021
Un livre très complet qui explique tout sur le sexe féminin

Ceci est mon corps // Faïza Guène, Louise Mey, Anna Cuxac, Ovidie, Lauren Malka et Alizée Vincent // Rageot // 2020
Un livre multi-autrices, donc multi-sujets

Cycle féminin et contraceptions naturelles // Audrey Guillemaud // Hachette // 2021
Pour aller progressivement vers une voie naturelle, même pour sa contraception

La Bible du vagin // Dr Jen Gunter // First éditions // 2021
Un guide exhaustif autour du sexe féminin, signé par une médecin

Le Petit Illustré de l'intimité // Tiphaine Dieumegard et Mathilde Baudy // Atelier de la belle étoile // 2021
Un livre engagé, inclusif et sans tabou pour parler aux enfants de leur anatomie et de leur intimité

Je n'ai pas de zizi... Il me manque un truc ? // Soline Bourdeverre-Veyssiere et Violette Suquet // Petit Kiwi // 2021
Un album illustré et engagé pour prouver aux enfants que ce n'est pas parce que l'on n'a pas de zizi que l'on n'a rien du tout !

Stella et le cercle des femmes // Maïtie Trélaün // Éditions du souffle d'or // 2011
L'arrivée romancée et poétique des menstrues chez une adolescente

Un grand MERCI !

Nous voulons d'abord remercier Malaurie, qui a cru en notre projet et qui nous a mises en contact avec les Éditions Kiwi.

Merci à notre maison d'édition, qui a accepté de nous rencontrer et qui a directement été motivée pour nous publier ! Quel rendez-vous intense et excitant !

Merci à toi, Clara, alias @youka_clara, qui nous a montré à quel point il est important de croire en ses projets, qu'on peut se lancer, et qu'ensuite, les étoiles s'alignent. Encore bravo à toi ! Merci mille fois, Antoine, pour tes inspirations et tes idées de titres qui nous ont menées au Saint-Graal !!! Et merci, car tu es LE mec qui parle dans notre livre à majorité féminine. Eh oui, les menstrues comptent aussi dans la vie des hommes ! Merci, Joshua, d'avoir vu maintes et maintes fois le livre évoluer et d'avoir eu un avis objectif pour l'améliorer.

Merci, Florence, miminne, pour toutes tes relectures, tes corrections et ton témoignage.
Merci d'être toujours à fond derrière mes projets.
Merci les parents, François et Marij, pour votre fierté, si grande, et votre ouverture d'esprit, qui sont du si bon engrais.
Merci à vous, les copains, Romain et Éloïse, pour vos remarques précises tout au long du processus de construction du livre.
Encore un grand merci à ma DA favorite, Fanny.
Merci ma Clairette, future DA, pour tes retours et l'amélioration de ce fameux schéma qui nous a bien tordu le cerveau !

Merci à tout notre entourage, qui a témoigné avec grand plaisir sur ce sujet intime, mais dont il est important de parler :
Merci Marie, qui est retournée un peu dans le passé de ses premières fois.
Merci Éléonore, toi qui as répondu à notre premier sondage sur la cup !
Énorme merci à Éléa et Marion pour votre savoir gynéco, vos corrections et pour avoir pris le temps de répondre à nos questions.
Merci Delphine, ma cousinette d'amour.
Merci Justine, de nous avoir appris l'existence du tampon lavable !
Merci Léa, mamie chérie qui m'a fait rire et halluciner à la fois sur la façon dont les femmes géraient leurs règles dans les années 1940.
Merci Lise, ton témoignage est précieux : le flux instinctif libre n'est donc pas un mythe !
Merci Typhanie, pour ta précision et le courage que tu as eu toutes ses années sans mettre de mots sur tes maux.
Merci Pauline, pour ton expertise et pour nous avoir éclairées sur ce qu'est le choc toxique.
Merci Angèle, pour ton explication décomplexée au sujet de ta sexualité menstruelle.
Merci Camille et merci Juliette de nous avoir apporté vos expériences de menstrues en voyage.
Merci Manon, tu nous as fait tant rire avec ta cup dans le train, nous nous sommes tellement reconnues…
Merci Zoé, pour cette anecdote de trek qui montre une nouvelle compétence que les amoureux d'aujourd'hui devraient acquérir.

MERCI À TOI QUI TIENS CE LIVRE ENTRE TES MAINS !

Ce sont des marque-pages, découpe-les et utilise-les où tu veux !

LA COUPE
est
PLEINE

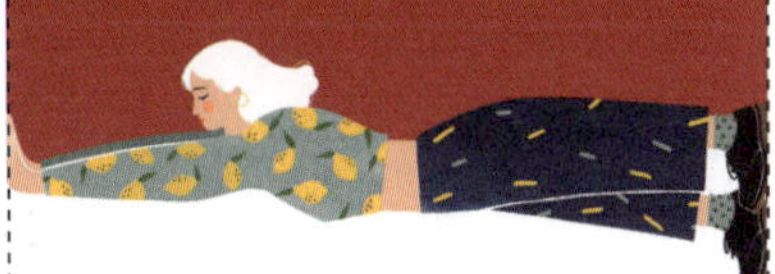

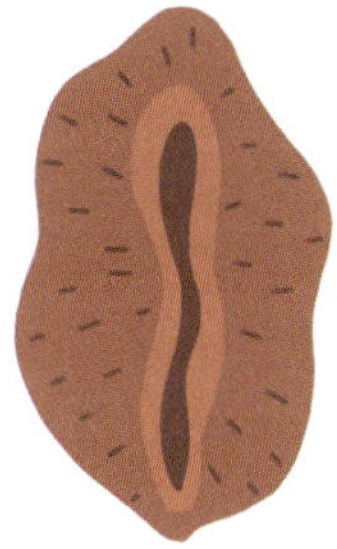

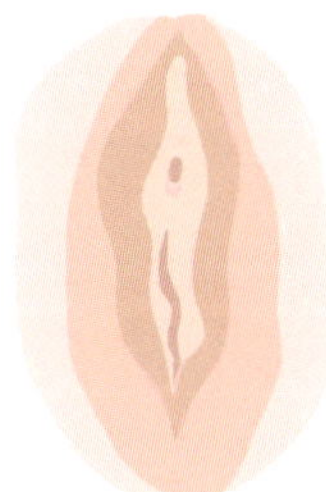

LA RÉVOLUTION
DES VULVES

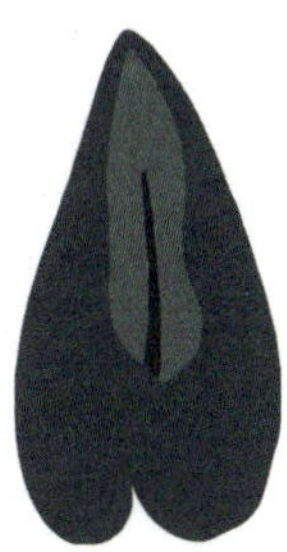

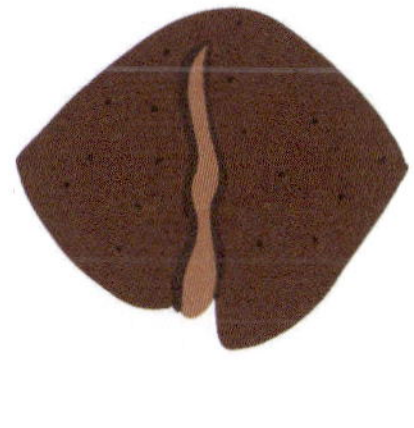

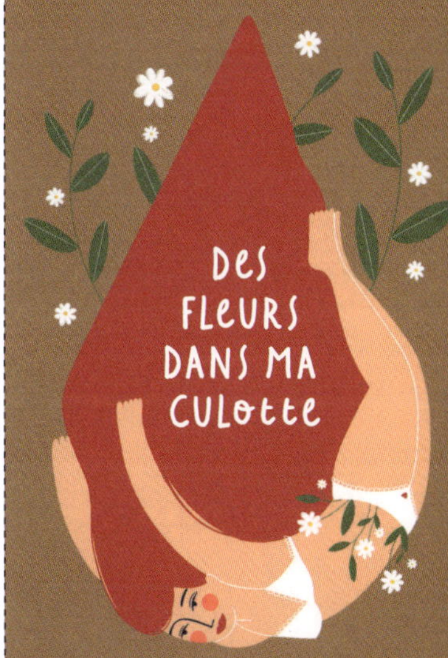

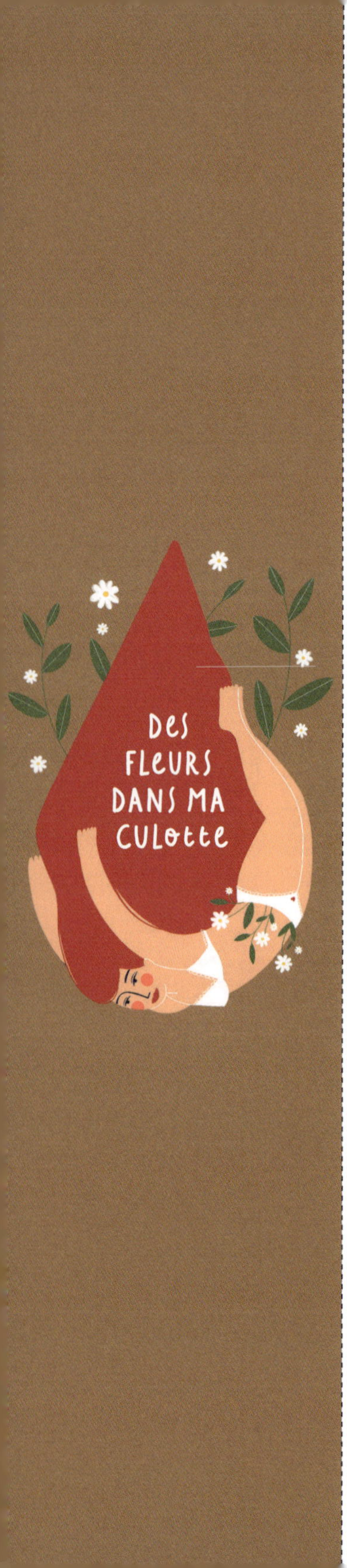
Des fleurs dans ma culotte

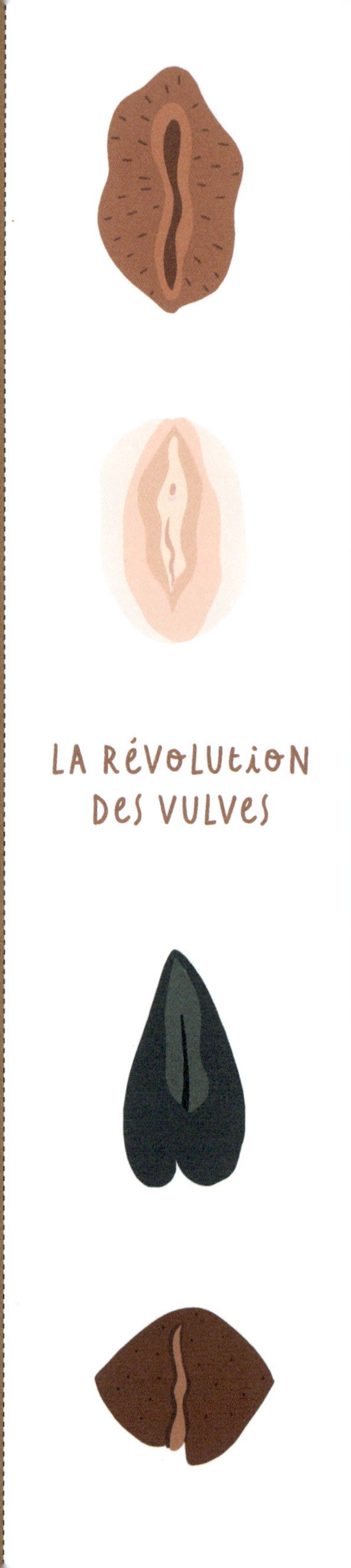
La révolution des vulves

La coupe est pleine

Dépôt légal : septembre 2021
Achevé d'imprimer en Union européenne par Typo'Libris en août 2021.

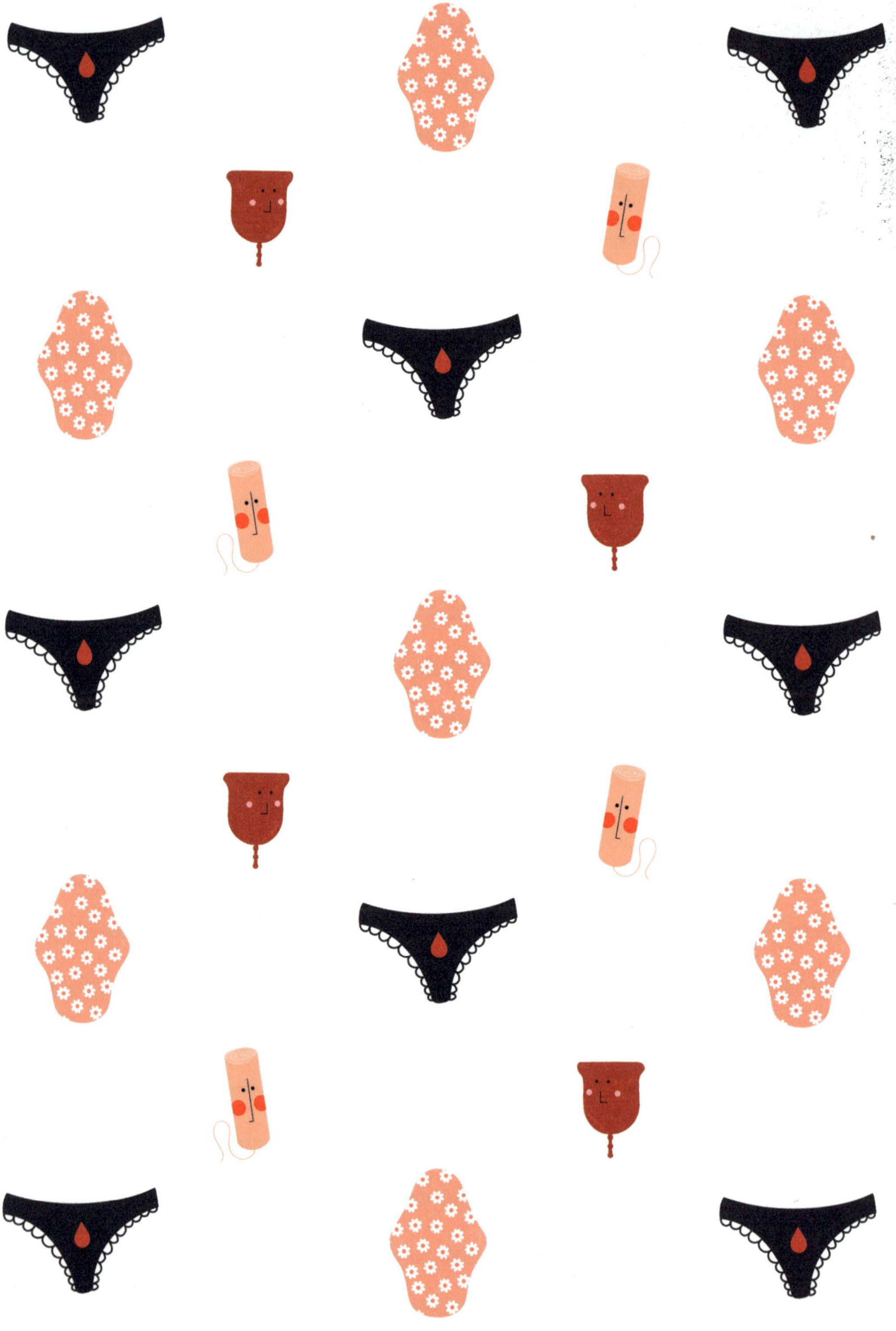